今すぐ始めよう！

早起き早寝朝ごはん

よく寝、よく食べ、元気に活動

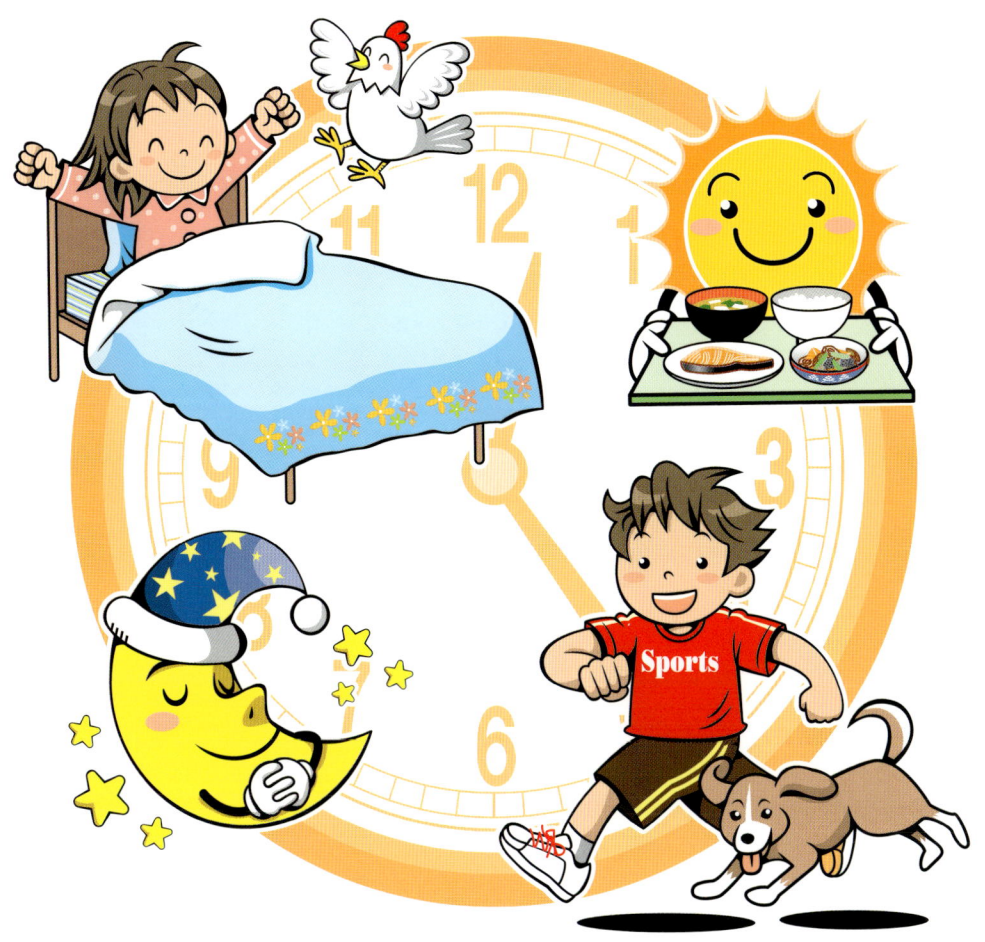

少年写真新聞社

目　次

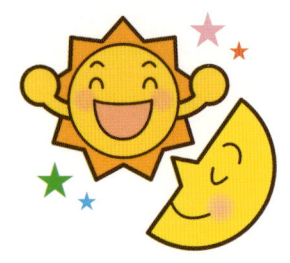
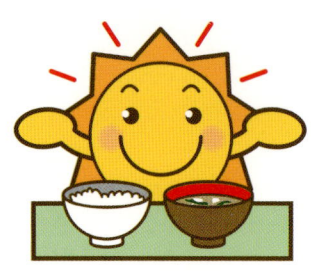

あなたの生活習慣はどんなタイプ？ ……………………………………………………… 4
データで見る現代の子どもたちの生活習慣 ……………………………………………… 6
注意！　生活リズムが乱れているよ ……………………………………………………… 8

第1部　早起き早寝はいのちのリズム　　神山 潤 ── 9

1　ヒトは寝ないと生きられない …………………………………………………… 10
　① 世界一眠らない日本の子どもたちと生活習慣 ……………………………………… 10
　　　●眠らなければ食べられない、活動できない ……………………………………… 11
　② 夜ふかしするほど眠れなくなっていく ……………………………………………… 12
　　　●生体時計をリセットする朝の光 …………………………………………………… 13
　③ 夜ふかし朝寝坊は生体リズムを破壊する …………………………………………… 14
　　　●ホルモンリズムの乱れ ……………………………………………………………… 15

2　こんなに怖い、夜ふかし朝寝坊 ……………………………………………… 16
　① 体調不良を招く夜型生活 ……………………………………………………………… 16
　② 睡眠不足によって高まる生活習慣病のリスク ……………………………………… 18
　　　●睡眠不足では老化が早まる ………………………………………………………… 18
　　　●夜ふかしは、がんのリスクを高める ……………………………………………… 20
　　◇性的な成熟の抑制が低下する可能性◇ ……………………………………………… 21
　　　●「寝ると太る」はウソ！ …………………………………………………………… 22
　　◇大人も寝ないと太る！◇ ……………………………………………………………… 23
　③ 夜ふかし朝寝坊、睡眠不足が脳のはたらきを低下させる ………………………… 24
　　　●低セロトニンでキレやすい子どもに ……………………………………………… 25

3　ヒトは夜眠るようにできている ……………………………………………… 26
　① 夜は暗く、昼は明るく ………………………………………………………………… 26
　　◇夜ふかしが増加している原因◇ ……………………………………………………… 27
　② 生体リズムに合った早起き生活が能力を発揮させる ……………………………… 28
　　　●早起きは気持ちいい……を五感で体感！ ………………………………………… 28
　　　●個人差と生体リズムの違い ………………………………………………………… 29
　　◇メディアが眠りに与える影響◇ ……………………………………………………… 30

第2部　朝ごはんの大切さ　香川 靖雄 ──── 31

- **1　一日は朝ごはんから** ……………………………………………… 32
  - ①　脳のはたらきが活発に ………………………………………… 33
  - ②　朝ごはんは体の動きをスムーズに …………………………… 34
    - ●朝食で体をウオーム・アップしよう ……………………… 34
    - ●サーモグラフィーでくらべてみよう ……………………… 35
  - ③　朝食で生活習慣病になりにくい体に ………………………… 36
    - ●1日2食はよくありません ………………………………… 36
  - ◇エネルギーをとりすぎたら、体を動かして消費しよう◇ …… 37
- **2　朝ごはん、どう食べる？** ………………………………………… 38
  - ①　食べてはいても、一人で食べるのはできるだけさける …… 38
    - ●食事の内容は？ ……………………………………………… 39
  - ②　どんなものを食べれば健康によいのか ……………………… 40
    - ●栄養のバランスが大切 ……………………………………… 41
  - ③　よくかんで食べよう …………………………………………… 42
    - ●かむことは脳のはたらきを高める ………………………… 43
    - ●よくかむと肥満を予防できる ……………………………… 43
  - ④　みんなで食べるとおいしいよ ………………………………… 44
    - ●味わって楽しんで食べよう ………………………………… 45
  - ◇孤食（個食）の弊害◇ ………………………………………… 45
- **3　朝食で心も体も元気に** …………………………………………… 46
  - ●朝食をとらないとキレやすい？ ……………………………… 46
  - ●健全な食事は生活の基本！ …………………………………… 47
  - ◇世界の朝ごはん◇ ……………………………………………… 48

第3部　生活習慣を見直して健康に ──── 49

- **1　家族みんなで考えよう** …………………………………………… 50
  - ●こんなことをしていませんか？ ……………………………… 50
- **2　早起きして、挑戦してみよう** …………………………………… 52
- **3　よく寝、よく食べ、よく活動しよう** …………………………… 54
  - ●保護者のみなさん、学校の先生方へ（神山潤）……………… 55

付録1　お子さまの生体リズムチェック／付録2　生活習慣チェックシート
さくいん　　60／参考資料・出典　　61
あとがき（香川靖雄）……………………………………………………… 62

あなたの生活習慣はどんなタイプ？

●次の質問に、「はい」のときは ➡、「いいえ」のときは ┅➤ に進もう。

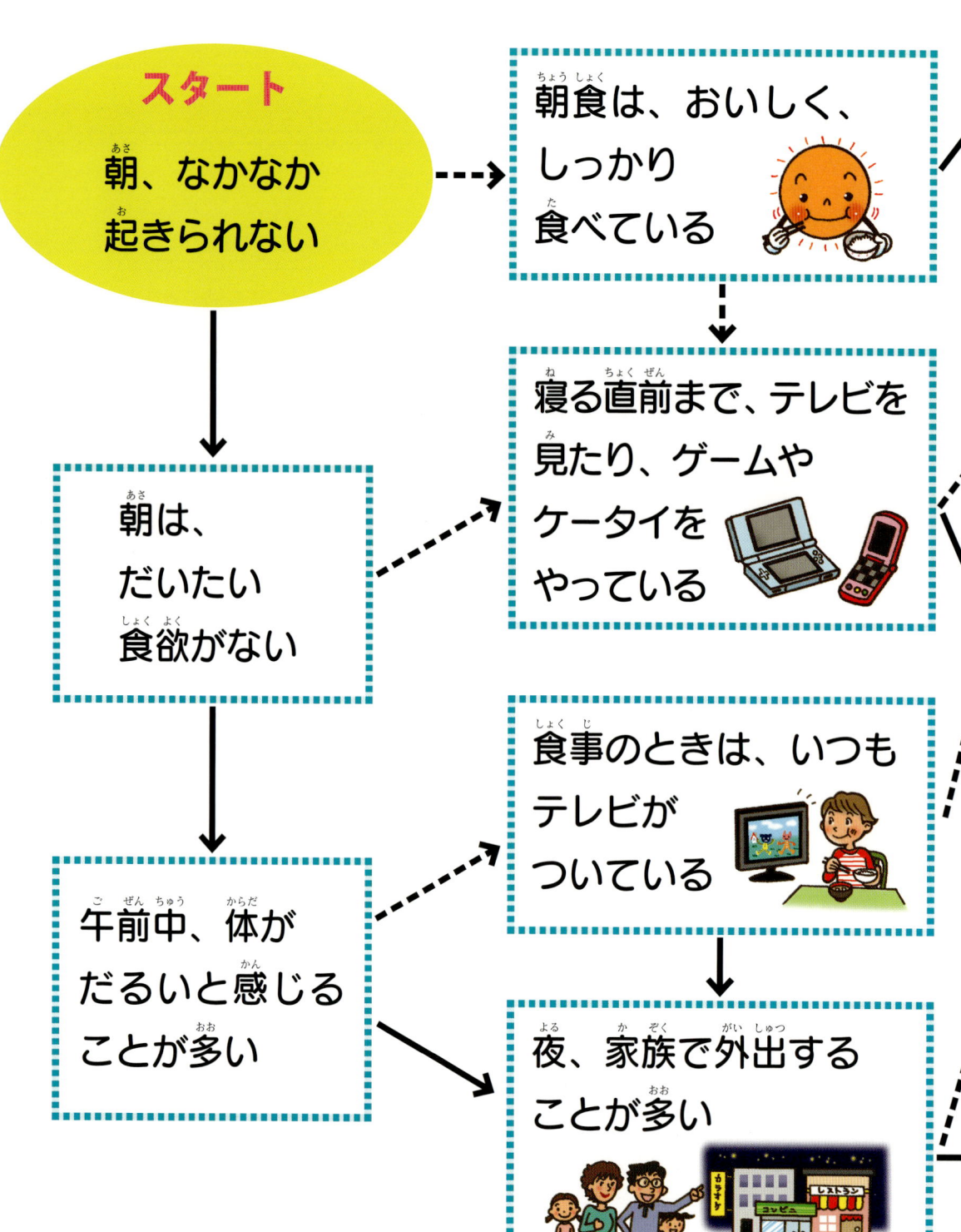

フローチャート

日中は、よく体を動かしている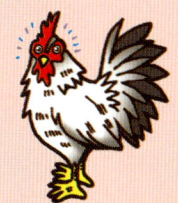

↓

夜は、だいたい9時前には寝ている

↓

超朝型・ニワトリタイプ
あなたの生活習慣はスバラシイ！この本を読んで、「早起き早寝朝ごはん」の良さを再確認してください。

ほぼ朝型・子ジカタイプ
超朝型までもうひといきです。生活の中で、「早起き早寝朝ごはん」を意識して実行するようにしましょう。

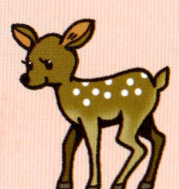

夕食後、寝る前にスナック菓子や脂っこいものをよく食べる

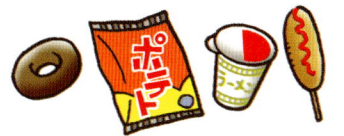

夜、ふとんに入っても、なかなか寝つけない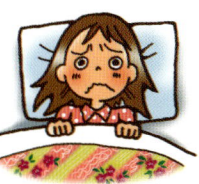

気まぐれ型・コアラタイプ
あなたの生活習慣は、心の向くまま乱れがちのようです。「早起き早寝朝ごはん」で、朝型の生活を心がければ、体調もよくなってきますよ。

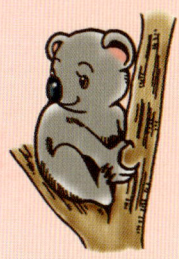

10時すぎても起きていることが多い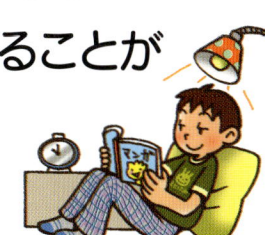

夜型・フクロウタイプ
あなたの生活習慣は乱れています。日中ぼんやりしたり、疲れやすいと感じていませんか？ まずは早起きから始めて、生活を朝型に変えていきましょう。ぜひ、この本を参考にしてください。

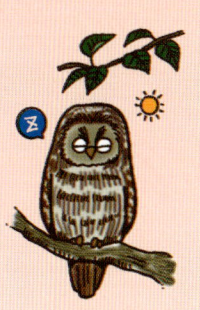

データで見る現代の子どもたちの生活習慣

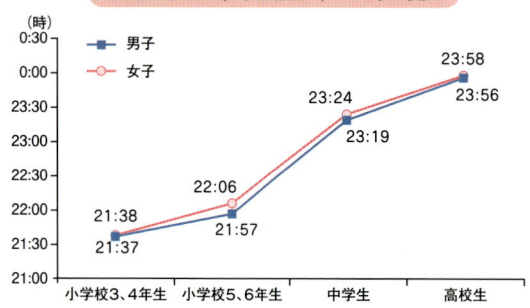
就寝時刻（調査前日）の平均値
（財）日本学校保健会「平成22年度　児童生徒の健康状態サーベイランス事業報告書」、2012を改変

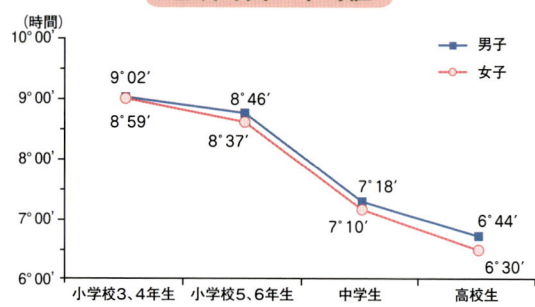
睡眠時間の平均値
（財）日本学校保健会「平成22年度　児童生徒の健康状態サーベイランス事業報告書」、2012を改変

日本の子どもたちの夜ふかしは、世界的に見ても突出しているようです。睡眠時間も短いので、寝不足を感じているのも当然でしょう。

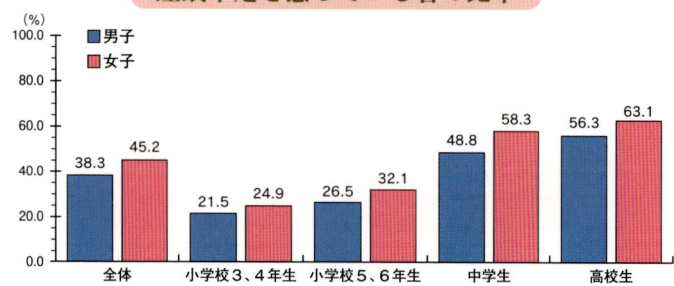
睡眠不足を感じている者の比率
（注）全体は小学校1、2年生の値を含んでいます。
（財）日本学校保健会「平成22年度　児童生徒の健康状態サーベイランス事業報告書」、2012を改変

睡眠不足を感じている理由（複数回答）
（睡眠不足を「感じている」と答えた者のみ）
（注）全体は小学校1、2年生の値を含んでいます。

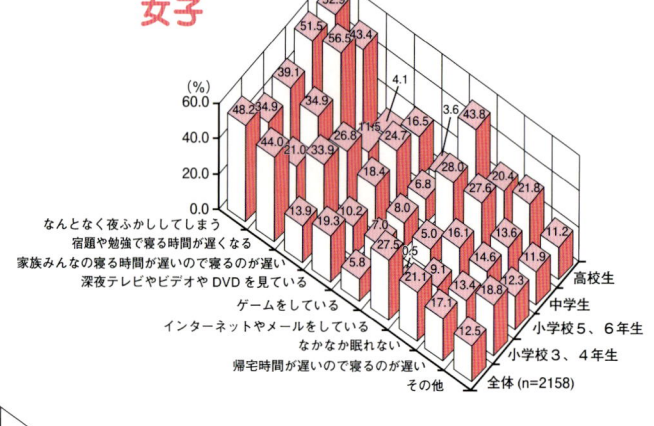

睡眠不足の理由のトップは、「なんとなく」。これに「勉強」、「家族が遅いので」が続きます。
子どもが自ら生活習慣を律することはなかなかできません。家族みんなで考えましょう。

（財）日本学校保健会「平成22年度　児童生徒の健康状態サーベイランス事業報告書」、2012を改変

朝食の摂取状況

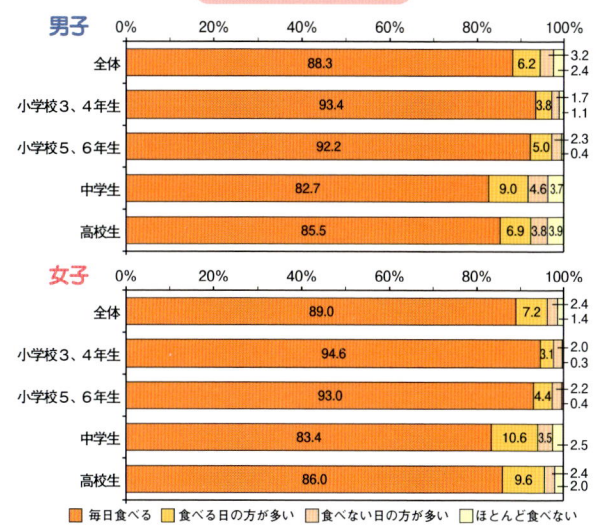

朝食を「食べない日の方が多い」「ほとんど食べない」という人は、小学校5、6年生男子で2.7％、女子で2.6％とそれほど多くはありません。しかし年齢が高くなるにつれてその率が高くなっていくのがわかります。朝食欠食は習慣化する傾向がありますので、早いうちに改善しておきましょう。

朝食を食べない理由

(「食べない日の方が多い」または「ほとんど食べない」と答えた者のみ)

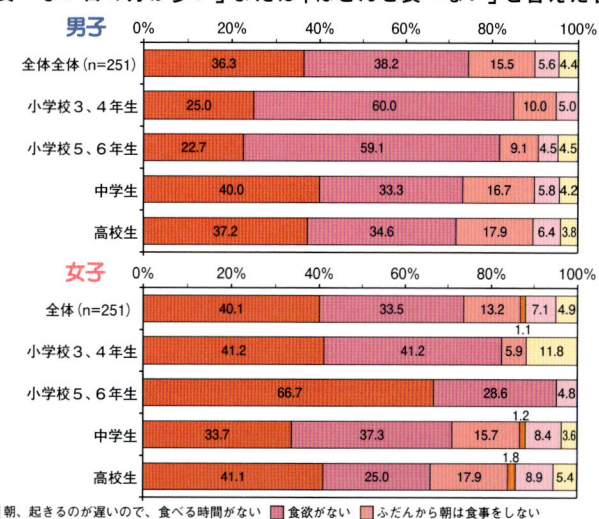

朝食を食べない理由として、「朝、起きるのが遅いので、食べる時間がない」「食欲がない」が多くなっています。夜ふかしをして朝なかなか起きられないことが、原因のひとつと考えられます。朝食をとることは、体を目覚めさせ、規則的な排便を促します。

排便の習慣

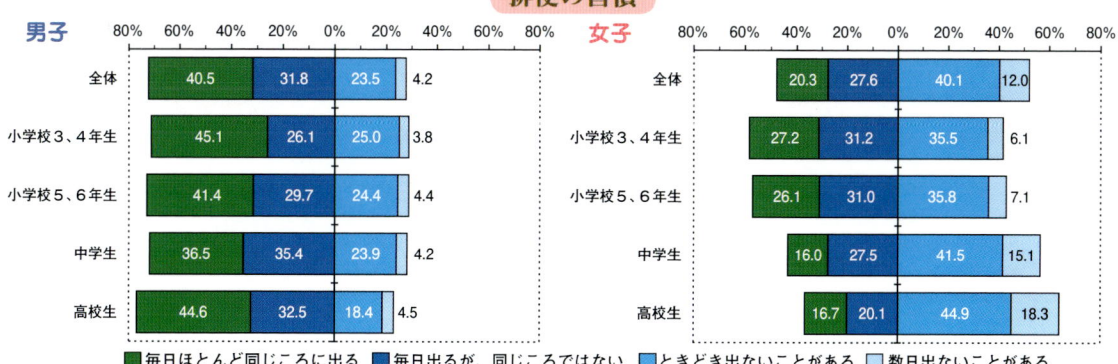

注意！ 生活リズムが乱れているよ

あなたは、下の絵のようなことをしていませんか？
　心当たりのある人は、生活リズムが乱れているのかもしれません。生活リズムの乱れは、私たちの体や心に大きな影響を与えます。この本を読んで、自分の日常を見直してみましょう。

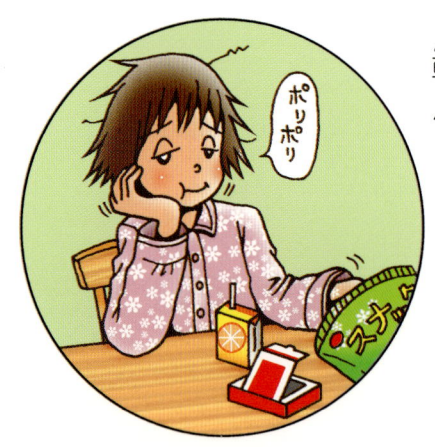

朝は食欲がないけれど、好きなお菓子を食べるようにしている。

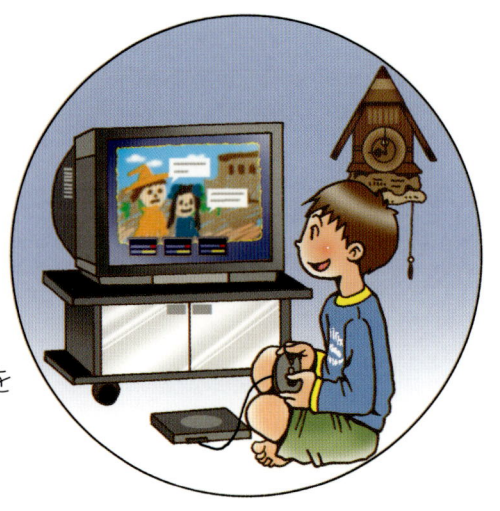

夜遅くなっても、ゲームなどでストレスを発散してから寝ている。

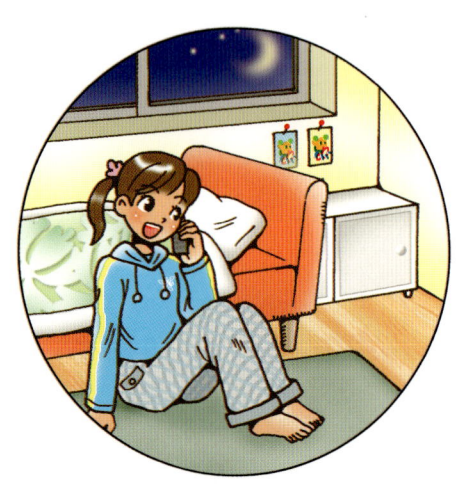

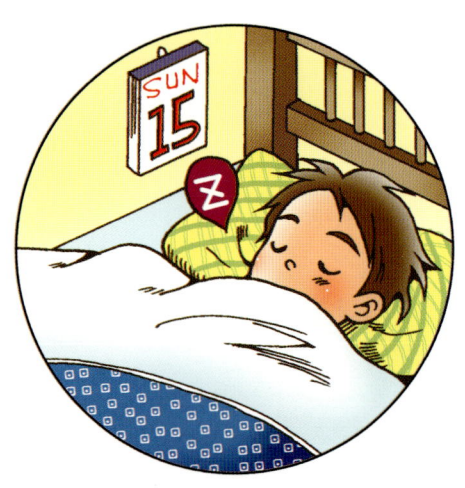

ケータイやメールをしていると、深夜になってしまうことがある。

休日は遅くまで寝て、日頃の睡眠不足を解消している。

第1部
早起き早寝はいのちのリズム

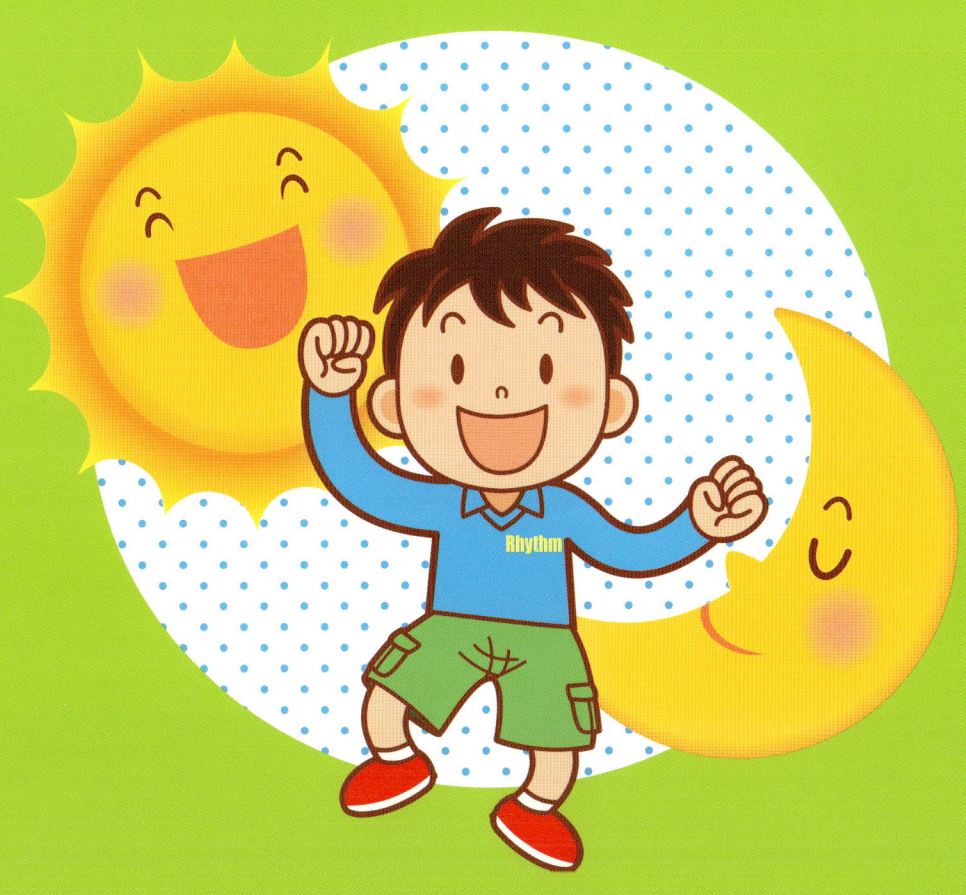

神山 潤

1 ヒトは寝ないと生きられない

― ポイント ―
① ヒトは、適切な睡眠時間を確保しなければ生きられない。
② 夜ふかしするほど、1日の睡眠時間は短くなっていく。
③ 夜ふかし朝寝坊は、ヒトの生体リズムを破壊する。

① 世界一眠らない日本の子どもたちと生活習慣

　日本の小中学生の生活は深夜型化しています。2004年の東京都養護教諭研究会の調べによると、平日、寝る時刻が深夜0時以降の子どもの割合は小学校4年生で約4％、6年生で16％、中学校1年生で26％、3年生で61％です。ちなみに日本の小学校4年生の平均の寝る時刻は9時40分ですが、アメリカの平均は8時40分、中国の平均は9時00分です。
　中学生の睡眠時間の国際比較でも日本の短さが際立ちます。福島大学の福田一彦先生の調査によると、日本の中学生は、米国よりも約30分、ヨーロッパの国々よりも90分以上（特にスイスとの比較では約2時間半も）睡眠時間が少ないのです。唯一台湾のデータが日本と似ていたのですが、台湾は亜熱帯で、台湾の中学校には最低30分の仮眠時間が設けられているそうです。日本で中学生が居眠りをしていたら、たるんでいる、としかられてしまうだけでしょう。
　日本の中学生は世界中で最も睡眠不足なのです。

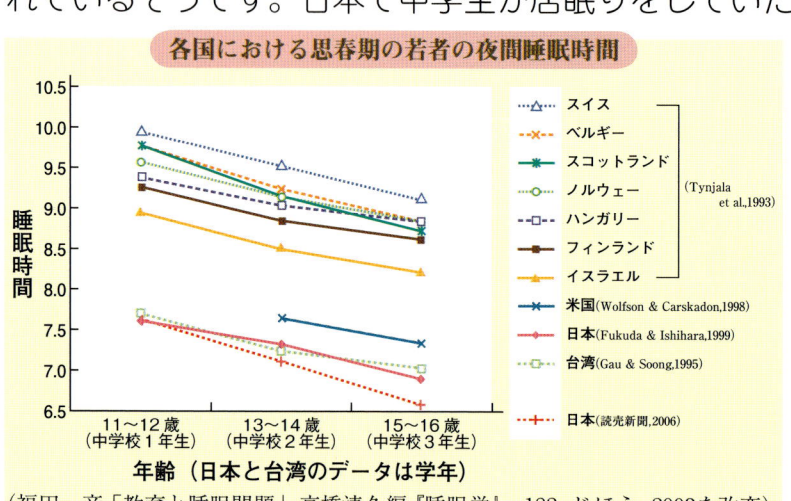

（福田一彦「教育と睡眠問題」、高橋清久編『睡眠学』p.182、じほう、2003を改変）

●眠らなければ食べられない、活動できない

　ヒトは寝て食べて初めて活動できる動物です。「活動」の中身は社会活動、遊び、コミュニケーション、学力、体力と様々ですが、寝ないで、食べないで活動の質が高まるわけがありません。眠り、食事、活動の3つの中で、眠りはこれまで重視されてはきませんでした。「できることなら眠る時間を削ってでも活動したい」「必要になれば自然に眠るだろう」このような考えの人が多いのではないでしょうか？　しかし適切な睡眠時間が確保されなければ、食べることも、活動することもままならないのです。逆にしっかり寝てしっかり食べれば活動できるし、しっかり寝てしっかり活動すればおなかもすくし、しっかり食べてしっかり体を動かせばよく眠れるのです。

　このように、眠り、食事、活動の3つは密接に関係しています。しかし、この動物としての当然のことへの理解が多くの人は十分ではありません。この機会に眠りを含めた生活習慣の重要性について学ばなければ、人間の心や体の様々な能力が衰えて、将来は大変なことになるのではないかと感じます。

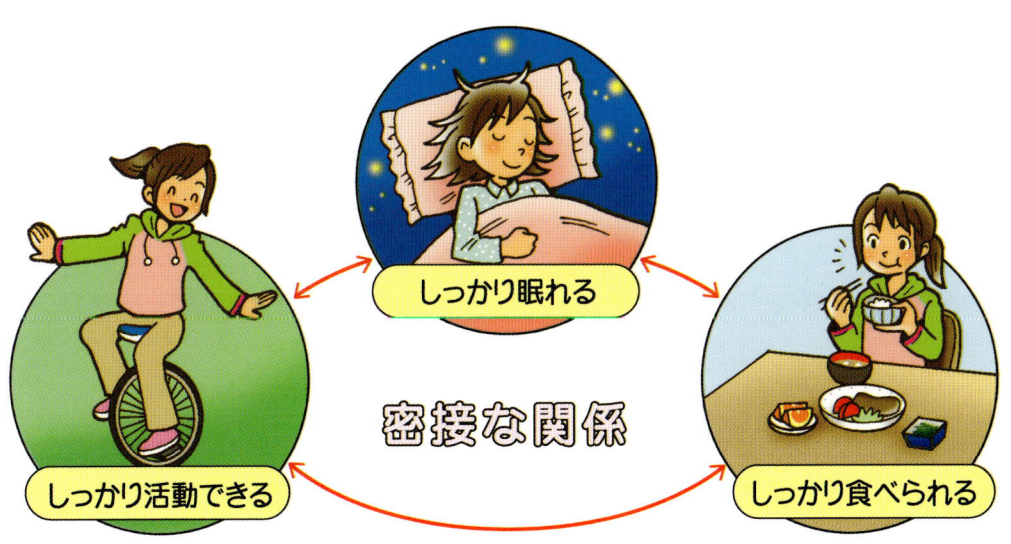

② 夜ふかしするほど眠れなくなっていく

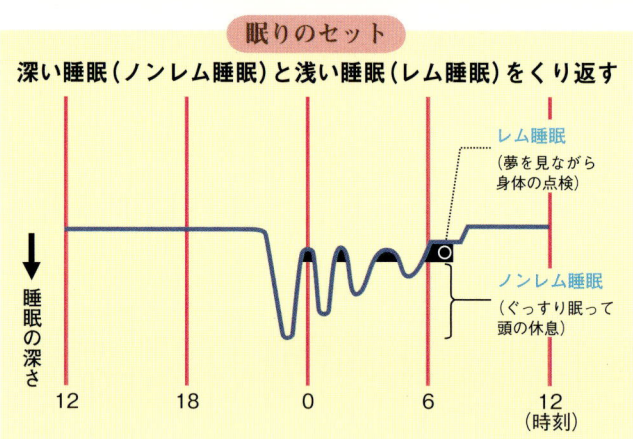

ここで「眠り」について簡単に解説します。

眠りは一様ではありません。浅い眠りもあれば、深い眠りもあります。夢を見ているときもあれば、見ていないときもあります。

一晩の眠りでは、浅い眠りと深い眠りがひとまとまりのセットとなり、このセットが何回かくり返されます。このワンセットにかかる平均時間は新生児（赤ちゃん）では40〜50分ですが、年をとるにつれてしだいに長くなり、2歳では75分ほど、大人では90〜100分になります。

また、ヒトはふつう、「夜になると眠り、朝になると目覚める」を毎日くり返しています。これを「睡眠覚せいの周期はほぼ1日である」と表現します。ほぼ1日の周期のリズムを「サーカディアンリズム」（概日リズム）と呼びます。

体の中には、睡眠覚せいリズムのほかにもほぼ1日を周期とする様々な生体現象があります。代表的なものとしては、体温やホルモン分泌がありますが、このような様々なリズムを整える役割をするのが生体時計です。生体時計は脳の視交叉上核という部分にあります。

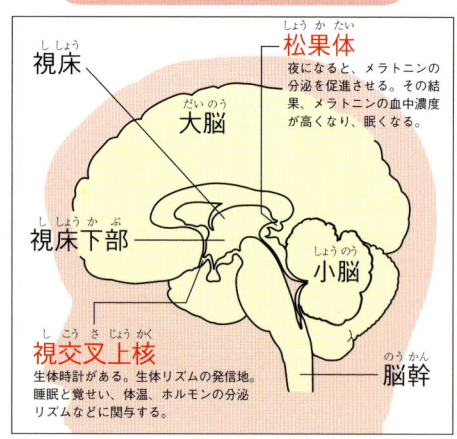

●生体時計をリセットする朝の光

　私たちに備わっている生体時計は、通常、25時間程度の周期でリズムを刻んでいます。それを朝の光を浴びることによって、無意識のうちに地球時間の24時間にリセット（再設定）して生活しています。ところが、本来寝ているはずの夜に光を浴びると、生体時計はさらに延び、26時間といった周期を刻むことになります。次の朝にリセットできればよいのですが、夜ふかしすると朝寝坊しがちです。そこで、朝の光を浴びそこねて、リセットのチャンスを失ってしまうと、慢性の時差ぼけのような状態に陥ることになるのです。

　また、夜ふかしは想像以上にやっかいな問題を引き起こします。まず第一に、睡眠時間が減少します。夜ふかしをしても、その分、朝寝坊すれば同じだと思われるかもしれませんが、そうではありません。1歳6か月の子どもたちの生活リズムを調査したところ、就寝時刻が遅い子どもほど、1日の合計の睡眠時間が短いことがわかりました。朝寝坊や昼寝がいくらでもできる赤ちゃんでさえ、夜ふかしで減った睡眠時間を昼間の眠りで補うことはできないのです。人間の体は、3800万年前から日中眠りにくい、昼行性にできていると考えてよいでしょう。

　生体時計を地球時間に合わせるのに有効なものは、朝の光、食事、社会環境です。

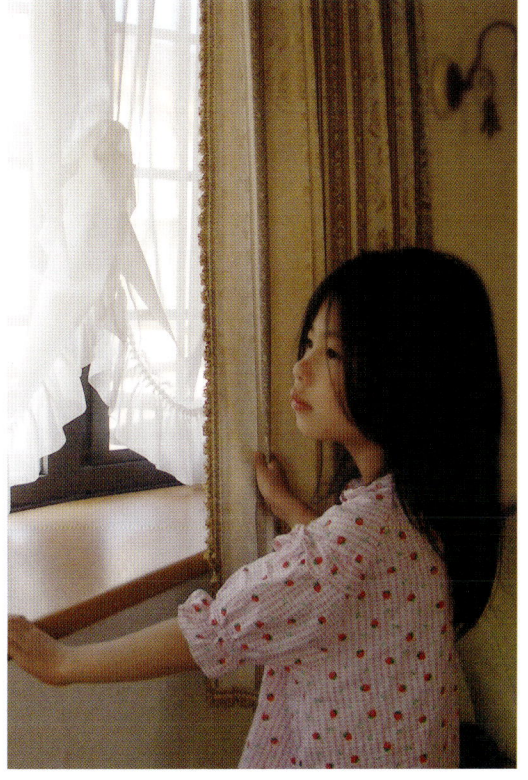

③ 夜ふかし朝寝坊は生体リズムを破壊する

　サーカディアンリズム（ほぼ1日周期の生体リズム）を刻む体の現象をそれぞれの関係からみます。すると、最低体温直後に目覚め、最高体温後に眠りにつくことがわかります。このように、体内の生理現象のリズムは通常、お互いに一定の関係を保っています。しかし、生体時計を地球時間に同調させる（合わせる）要素（朝の光、食事、社会環境）の影響を受けない生活を続けていると、両者の同調ができなくなり、しだいに体内の様々なリズムの相互関係が本来の関係とはちがう状態になってしまうことが、実際にヒトで確かめられています。この状態を「内的脱同調」といいます。

　海外旅行に行ったときの時差ぼけや交代制勤務でも脱同調、すなわち最低体温直後に眠らなくてはならなくなったり、最高体温直後に起きなければならなかったりしますが、これは外的な条件による脱同調であり、「外的脱同調」と呼びます。

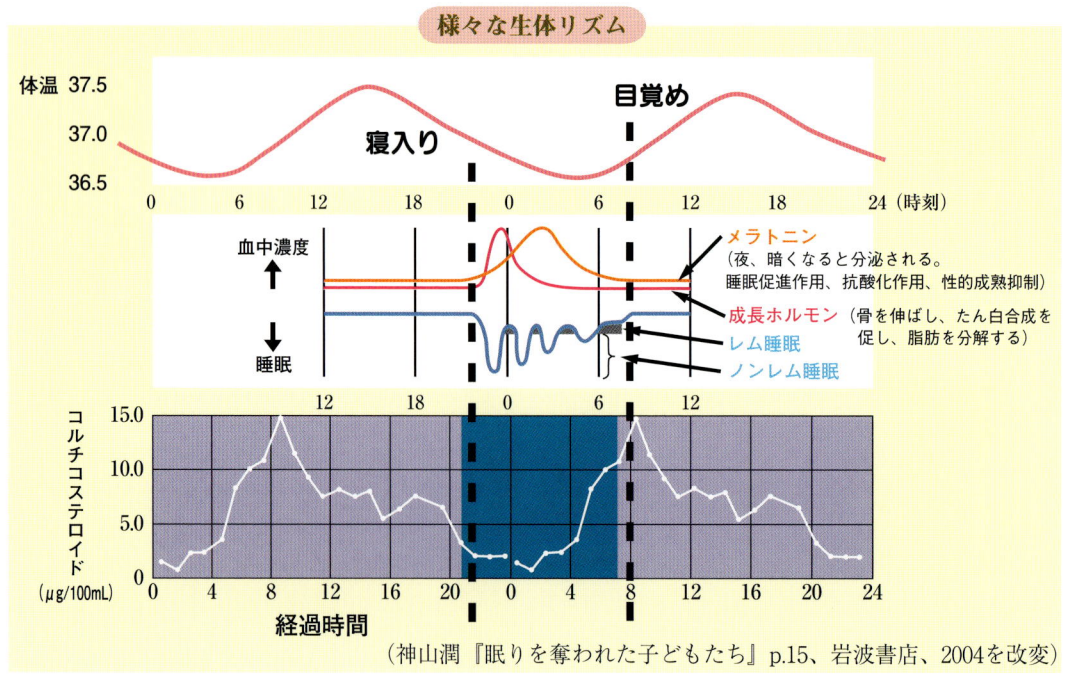

様々な生体リズム

（神山潤『眠りを奪われた子どもたち』p.15、岩波書店、2004を改変）

●ホルモンリズムの乱れ

　夜ふかし朝寝坊は、健康を保つのに大切なホルモン（体のはたらきを調節する物質）分泌のサーカディアンリズムにも影響を与えます。

　成長ホルモンは、寝入ってすぐの深い眠りの時期にたっぷりと出ます。そこで成長ホルモンは「寝る子は育つ」の科学的根拠としてよく取り上げられます。これはたしかに事実ですが、実は徹夜をしても翌日の昼間に成長ホルモンは出ます。また、夜ふかしをしても成長ホルモンは出ます。でも、だからといって、「徹夜や夜ふかしをしてもいい」と言っているわけではありません。本来とは違った出かたをした成長ホルモンが、きちんとはたらくかどうかはわかっていないからです。

　一方朝目覚めた後14〜16時間してから分泌されるメラトニンは、脳の奥深くにある松果体で作られるホルモンで、抗酸化作用や性的成熟を抑える作用があります。1〜5歳の頃は一生のうちで最もメラトニンがたくさん出る時期で、子どもたちは「メラトニンシャワー」を浴びて成長すると言えます。メラトニンは夜暗くなると出てきますが、明るいと出が悪くなります。子どもたちが夜明るい環境で過ごすと、メラトニンシャワーを浴びることができなくなってしまうのではないかと心配されます。そこで私は子どもたちの夜寝つく時刻と朝のメラトニン濃度との関係を調べてみました。すると夜寝る時刻が遅い子ほど、朝のメラトニン濃度が低い傾向にあることがわかりました。

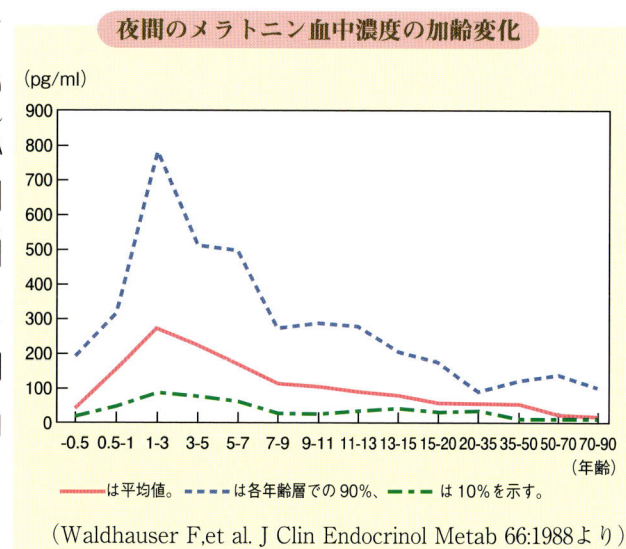

（Waldhauser F,et al. J Clin Endocrinol Metab 66:1988 より）

2 こんなに怖い、夜ふかし朝寝坊

> **ポイント**
> ① 夜型生活は、日中の体調不良を招く。
> ② 睡眠不足は、生活習慣病の危険性を高める。
> ③ 夜ふかし朝寝坊、睡眠不足は、心や脳のはたらきにも影響を与える。

① 体調不良を招く夜型生活

　東京で小中学生に「3、4時間目に眠くなりますか」と聞いたところ（2004年）、小学生の男子の5割、女子の6割、中学生に至っては男子で7割、女子の8割が眠くなると答えています。3、4時間目というのは午前10時～12時頃で、本来ヒトという動物が一番目が覚めていなければいけない時間帯、覚せい度が高くなければいけない時間帯です。この調査結果からは、子どもたちの多くが生体リズムを乱していると判断できます。

　また、2002年3月17日付のYomiuri Weeklyに、教育生理学の正木健雄先生らの研究で、「子どもに体温変化」という特集記事が載りました。「夜ふかし、朝食抜きで低体温」という見出しです。そして午後10時前に寝つく朝型の小学生に比べ、午後10時以降に寝つく夜型の小学生は午前中の体温が低いことが報告されています。夜型では体のエネルギー全体が低くなって体温も下がると考えられがちですが、そうではなく、夜型では体温変化のリズムがズレて体温が上がるのが遅くなっていた（つまり脱同調していた）というわけです。

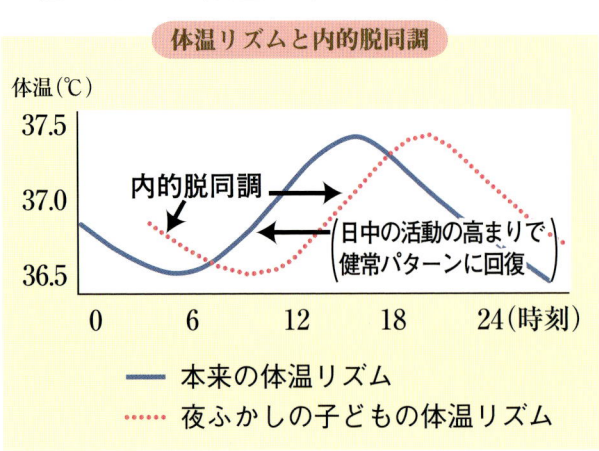

　そして午前中に体温が低い子は「慢性的に風邪気味、あるいは、だるさや頭痛を訴えることが多い」ことも観察されています。さらに養護教諭が、午前中の体温が低い子は運動量が少ないことに気づき、運動をさせることで元気が出て、午前中の体温も上昇してきたと報告しています。まさに典型的な慢性の時差ぼけの症状といえます。

　また、東京都の小中学校の養護教諭が1998年に行った生活意識調査があります。「この1か月の間、学校で体の調子が悪いことがありましたか」との問いに、小学生の約6割、中学生の約7割が「あった」と答えています。そして「あった」と答えた児童生徒に、「体はどんな様子でしたか」と尋ねたところ、小学校5年生から中学校3年生で、その第1位は、「眠くなる」でした。この項目は小学校5、6年生の約5割、中学生の約7割が選択し、第2位以下の頭痛・腹痛（約3割）を大きく上回っていました。さらに「調子が悪いことがあった」と答えたこの児童生徒たちに、「今の生活にあてはまるもの」を尋ねたところ、全学年で第1位は「睡眠不足」でした。

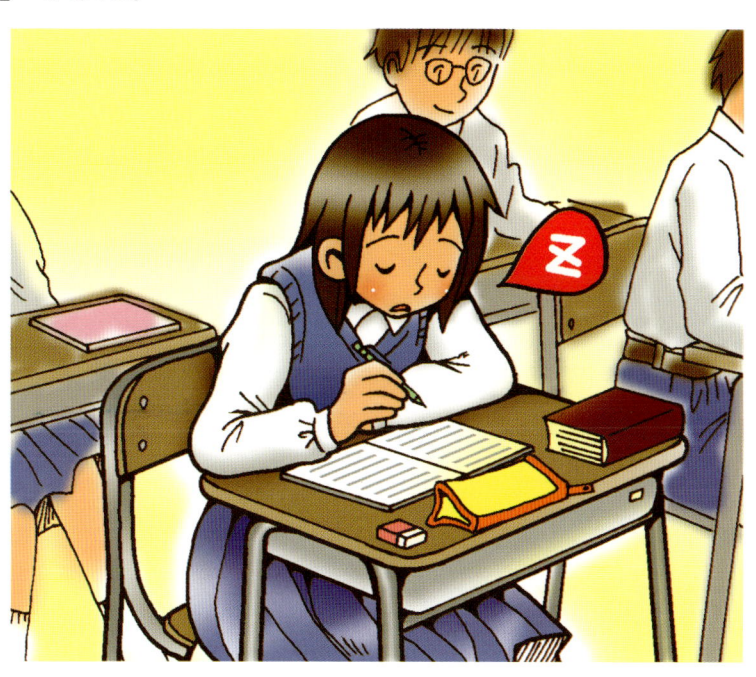

② 睡眠不足によって高まる生活習慣病のリスク

　生活習慣病というのは、生活習慣（ライフスタイル）を改善することで進行を防ぐことができると考えられる疾患（病気）のことです。かつては成人病と言われた疾患と重なるものが多いのですが、成人病というと成人になってから気をつければいいと思われがちです。その反省から、小さい頃から睡眠時間などの生活習慣に気をつけることによって進展防止が可能な疾患（肥満、糖尿病、脂質異常症〔高脂血症〕、がんなど）を、とくに生活習慣病として取り上げています。

●睡眠不足では老化が早まる

　眠りの重要性を調べる目的で、かつては、何十時間も寝かせないでおくとどうなるか、というような乱暴で、ある意味では非生理的なことが調べられました。しかし最近になり、もう少し現実に合った研究が行われるようになりました。

　1999年に「ランセット」誌という医学誌に発表されたシカゴ大学の実験で、睡眠時間が減ると、老化と同じようなダメージを受けることが証明されています。被験者に4時間睡眠を6晩続けてもらい、その後にデータを測定したところ、糖尿病を示す「耐糖能の低下」、肥満を招く「夕方のコルチゾール（ホルモンの一種）分泌低下不良」、高血圧を示す「交感神経系活性上昇」、免疫能低下の症状の「ワクチンの抗体産生低下」など、いわば老化と同じ現象が確認されたのです。

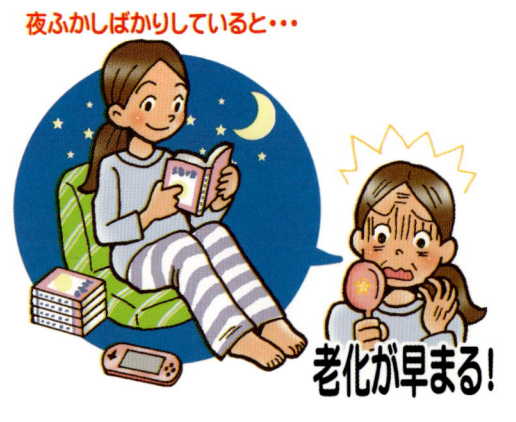

夜ふかしばかりしていると…

老化が早まる！

4時間睡眠を一週間続けるという、普通の人でも経験することがあるような状況設定で老化現象が確認されたことで、睡眠の重要性が改めて見直されるようになったのです。

日本でも、小児の睡眠時間が血圧に及ぼす影響についての報告があります。小学校1～3年生だった685名の生活習慣、食事習慣を、1985年、1988年、1991年とくり返し調査した藤内修二博士の研究です。

どの年の生活習慣調査でも、藤内博士は標準睡眠時間を、仮に小学校低学年では9時間半、高学年では8時間半、中学生では7時間半とし、標準よりも短い群43名と、標準よりも長い群113名とで血圧を比較検討しています。1985年には両群の血圧に差はありませんでしたが、年を経るに従い、だんだんと睡眠時間が標準よりも短い群の血圧が上昇し、1991年には収縮期（最高）血圧、拡張期（最低）血圧ともに、睡眠時間が標準よりも短い群の血圧が、長い群よりも高くなったのです。

睡眠時間と血圧

生活習慣	分 類 基 準	該当する子どもの数
睡眠時間	1985年（小1～3年）9.5時間未満 1988年（小4～6年）8.5時間未満 1991年（中1～3年）7.5時間未満	43名
	1985年（小1～3年）9.5時間以上 1988年（小4～6年）8.5時間以上 1991年（中1～3年）7.5時間以上	113名

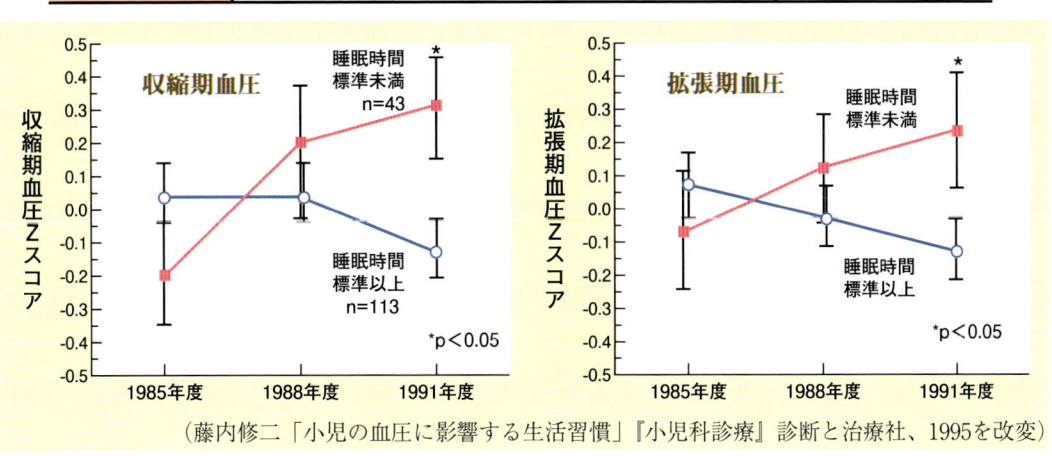

（藤内修二「小児の血圧に影響する生活習慣」『小児科診療』診断と治療社、1995を改変）

●夜ふかしは、がんのリスクを高める

　夜ふかしはメラトニンの分泌にも影響することは前に述べましたが、メラトニンは、抗酸化作用のほか、生体リズム調整作用、性的な成熟の抑制などのはたらきをもつホルモンで、朝起きてから14〜16時間後の夜間に分泌されます。

　抗酸化作用とは、酸素の毒性から細胞を守るはたらきのことです。今でこそ生物は酸素を利用してエネルギー源としていますが、もともと酸素には細胞を傷める性質があり、生物は様々な「抗酸化物質」を利用して酸素の毒性から生体を守っています。こういったことから、メラトニンには老化防止作用や抗がん作用がある、とする研究者もいます。

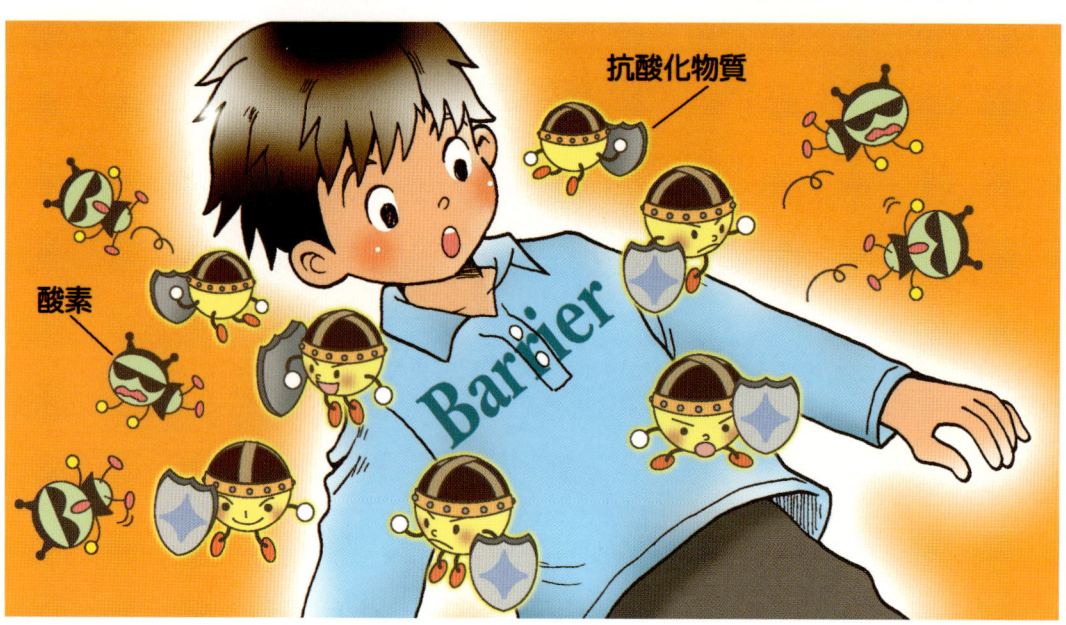

　先に紹介したように、夜ふかしの子どものほうが、早寝の子どもよりも朝のメラトニン濃度が低い傾向にあることがわかっています。一晩中のデータを測定したわけではないので断定的なことはいえませんが、夜ふかしの子どもはメラトニンの分泌量が少ないために、抗酸化作用が低下して、がん発症のリスクが高まることが考えられます。

◇性的な成熟の抑制が低下する可能性◇

　メラトニンが十分に分泌されないと、性的な成熟の抑制が低下することも予想できます。

　2004年11月29日の「産経新聞」で、大阪大学の日野林俊彦先生の「朝食抜きで睡眠時間が少ないほど初潮年齢が早い」という調査結果が紹介されました。この調査ではメラトニン濃度については検討していませんが、夜ふかしでは朝寝坊・朝食欠食という乱れた生活習慣になりがちなことは容易に想像できます。そして、夜ふかしでは、子どもたちがメラトニンシャワーを浴び損ねてしまう可能性があります。メラトニンには性的な成熟を抑える作用がありますから、生活習慣に乱れが大きいほど初潮年齢が早い（＝性的早熟）という調査結果は、奇妙なほど、私の仮説と符合するといえるでしょう。

　誤解しないでいただきたいのは、ここで述べた事柄はまだ実証されてはいないということです。メラトニンの分泌が低下すると、性的早熟、発がん率上昇などの危険が高まる可能性があることを述べましたが、これらはメラトニンだけのかかわりで生じるのではなく、様々な要素が複雑にからみあって生じる事柄です。あくまで可能性の話として理解してください。

　最後にメラトニンを高めるヒントになる研究成果を紹介します。

　精神医学の三島和夫先生の高齢者を対象にした研究結果ですが、日中の受光量が増えると、夜間のメラトニン分泌が増加し、夜間の睡眠の質も改善したということです。メカニズムなどいまだに不明な点もありますが、昼間の光は夜間のメラトニン分泌を高めるのかもしれません。

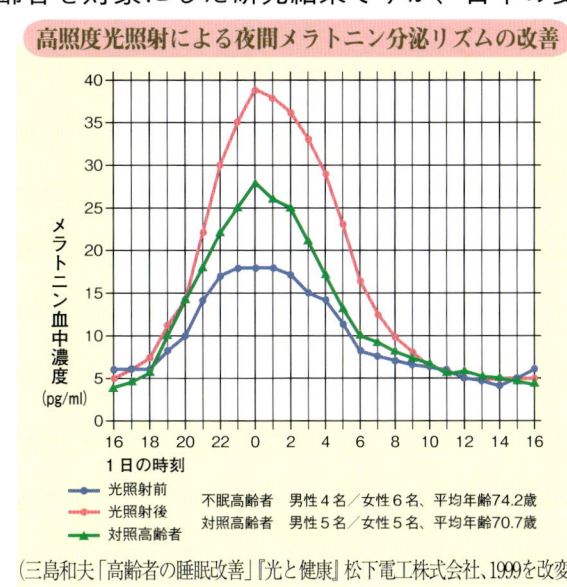

（三島和夫「高齢者の睡眠改善」『光と健康』松下電工株式会社、1999を改変）

● 「寝ると太る」はウソ！

　さらに知ってほしいのは、「寝ないと太る」ということです。3歳のときに寝つく時刻が夜11時以降の子は、9時前に寝ついていた子に比べて、6年後の小学校4年生のときに1.5倍肥満になりやすく、3歳のときに睡眠時間が9時間未満だと、11時間以上眠っていた場合に比べて、中学1年生のときにはおよそ1.6倍肥満になりやすい、という調査結果が、富山大学の関根道和先生の調査で出ました。なぜ夜ふかしだと肥満になるのかについてはまだわかっていない点もありますが、私は「夜ふかしだと慢性の時差ぼけとなり、体調不良になって、その結果日中に十分活動できなくなり、運動量が低下して肥満になる」のではないかと考えています。もちろんいったん太ってしまうと、そのために運動量が減りますから、ますます太る方向にすすみます。悪循環です。

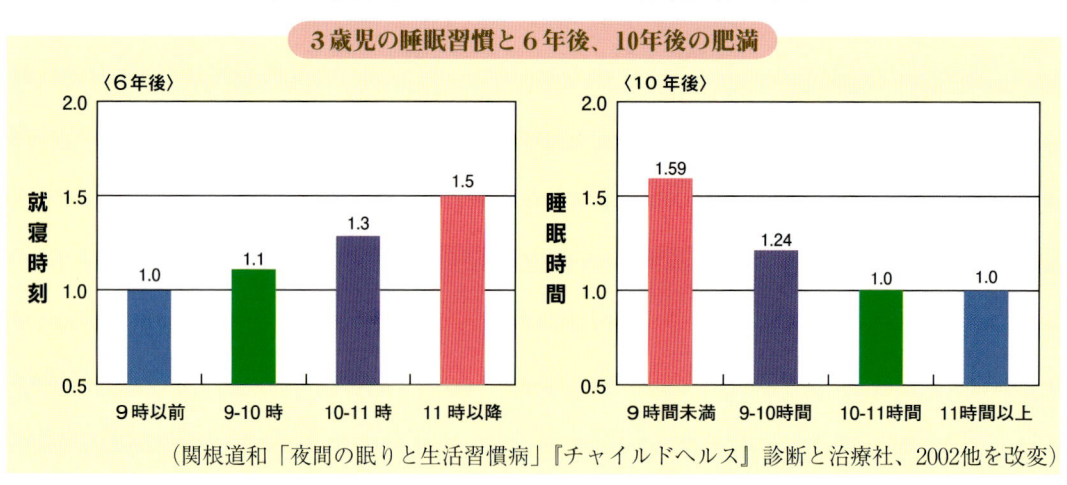

（関根道和「夜間の眠りと生活習慣病」『チャイルドヘルス』診断と治療社、2002他を改変）

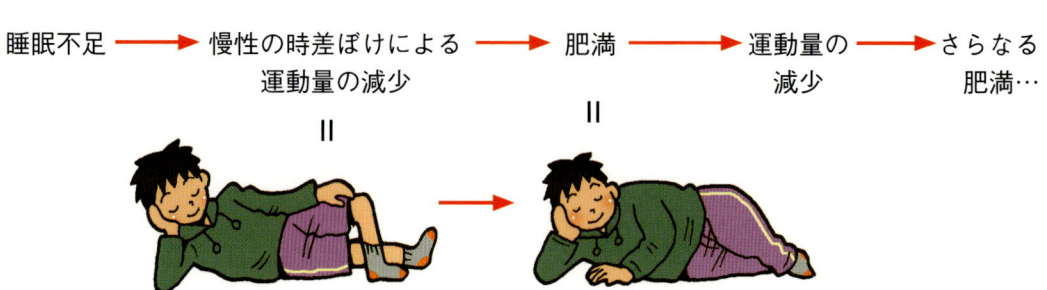

多くの人は「寝ると太る」と思い込んでいるのではないでしょうか。休日にソファーに横になってスナック菓子を食べながらテレビを見ているような姿を思い浮かべるのでしょうが、これは寝ているのではありません。単なる運動不足です。

本当は「寝ないと太る」のだということを理解してください。

◇**大人も寝ないと太る！**◇

　睡眠不足だと大人でも肥満になることが、米国のスタンフォード大学とウィスコンシン大学との共同研究によってわかってきました。睡眠時間が少ないとレプチンという物質が減り、グレリンという物質が増すことがわかったというのです。レプチンは食欲を落とし、グレリンは食欲を高めます。そして、レプチンの低下とグレリンの上昇は、オレキシンというホルモンを分泌させる神経細胞を興奮させます。オレキシンには、覚せいを促し、食欲を増す作用がありますから、レプチンが減り、グレリンが増え、結果オレキシンが増えると、ヒトは「起きては食べる」という肥満の連鎖から、抜け出すことが難しくなると考えられます。

　子どもでは、レプチンやグレリンについての検討はまだ行われていませんが、眠りが色々なホルモンに影響して肥満をもたらすことは確かです。肥満は様々な生活習慣病の元凶となります。ひとたび肥満になると、それが運動量の低下をもたらし、運動量低下はまた肥満の原因になるというさらなる悪循環を生みます。

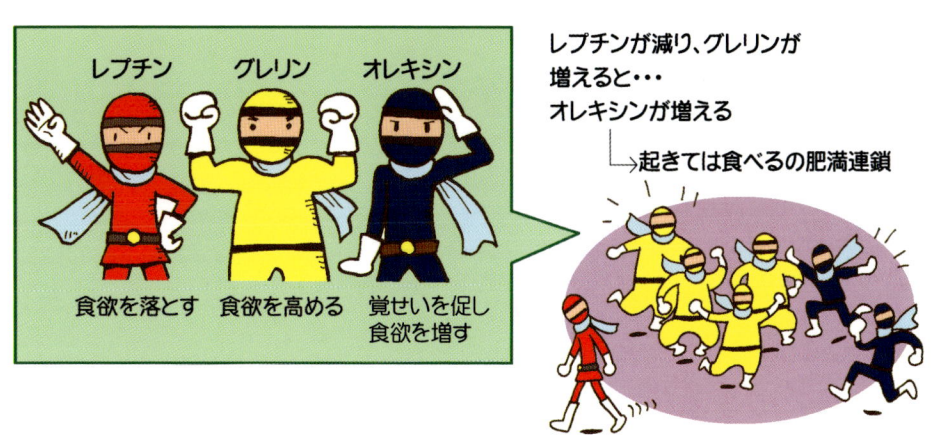

③ 夜ふかし朝寝坊、睡眠不足が脳のはたらきを低下させる

　夜ふかしは、脳の情報収集力の低下ももたらします。
　米国の高校生の調査では、夜ふかしで睡眠時間が少ない生徒ほど学業成績が悪いことが報告されました。また、広島県の小学校の調査でも、睡眠時間が短い子ほど、試験の正答率が低いという結果が出ています。このことから、ヒトは寝ないと活動の質が高まらないことがわかります。
　さらに文部科学省の調査では、朝食を毎日食べる子どもは、ペーパーテストの点数が高いという結果も出ています。
　眠りと食事の関連では、厚生労働省が1～3歳児を対象に実施した調査で、午前0時以降に寝る乳幼児の50％は朝食を食べていませんでした。一方、午後8時までに寝ている子どもで、朝食を食べていない子は数％にすぎません。つまり、ヒトは寝ないと食べられないのです。
　しかし、ここで注意してほしいのは、「朝食を食べさえすれば成績が上がる」わけではないということです。朝食を食べたかどうかは、あくまでも生活習慣がきちんとしているかどうかの目安にすぎません。しっかり寝て、きちんと食べなければ、活動の質は高まらないのです。

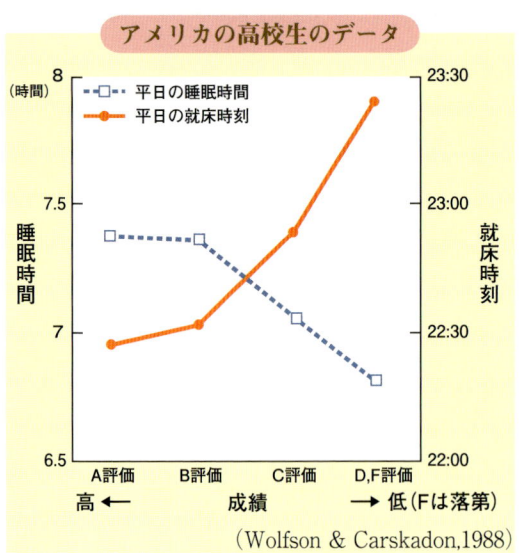

アメリカの高校生のデータ
（Wolfson & Carskadon, 1988）

睡眠時間と各教科の平均正答率

	5時間未満	5時間以上6時間未満	6時間以上7時間未満	7時間以上8時間未満	8時間以上9時間未満	9時間以上10時間未満	10時間以上
国語	54.8	67.0	71.8	76.2	78.1	77.3	70.5
算数	60.6	72.8	77.0	81.4	82.6	81.6	74.5

（広島県教育委員会HP「平成17年度　小学5年生　基礎基本調査」を改変）

●低セロトニンでキレやすい子どもに

　夜ふかし朝寝坊によって起こる「内的脱同調」（生体リズムのズレ）で、眠りづらくなる、作業能力が低下する、イライラするなど様々な体調不良が起こりますが、この背景として私が注目しているのがセロトニンという神経伝達物質です。それは、セロトニンが脳の発達に重要な役割を果たすだけでなく、感情抑制、つまり心にかかわるはたらきをもっているからです。

　セロトニンは、歩行や咀嚼（かむこと）、呼吸といったリズミカルな筋肉活動で活性化されますが、これに朝の光も関係することがわかってきました。1〜3歳の乳幼児204人を対象にした調査で、活動量が多い子どもには、「年長」「男児」のほかに「起床時間が早い」という共通点があるという結果が出たのです。つまり、早起きをして朝の光を浴びると活動量が多くなり、セロトニンの活性化に結びつくと考えられるのです。

　セロトニンを活性化させることはとても重要です。セロトニンのはたらきを弱めると、仲間との交流が減り、攻撃性や衝動性が高まることが、動物実験では確認されています。また、気分が滅入り、精神的に不安定になるとも言われています。

　脱同調した状態では活動量が低下しますので、低セロトニンとなり、イライラしたりするのも当然かもしれません。

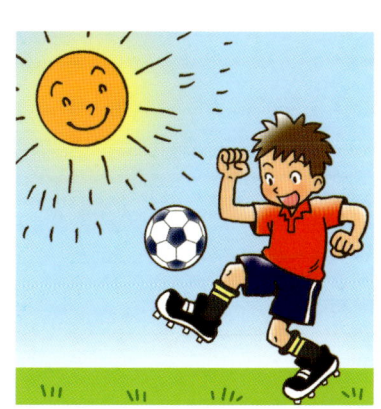

3 ヒトは夜眠るようにできている

── ポイント ──
① 夜は暗い中で眠り、昼は光を浴びて活動することが大切。
② 「早起き早寝朝ごはん」は、ヒトが生きるための基本。

① 夜は暗く、昼は明るく

　これまで述べてきたように、夜ふかしは、じつに様々な問題を引き起こします。夜ふかしをすると、「キレて"脳力"が衰え、肥満・生活習慣病の危険が増し、老化が進む」ということがわかっていただけたでしょうか。

　最近は24時間営業の店舗などが増え、夜も明るい場所が多くなりました。家の中にいても、夜ふかしをして明るい環境で夜を過ごしていると、生体時計は昼間だとかん違いをします。すると生体時計の周期はどんどん長くなり、地球周期とのズレがいっそう大きくなります。その結果、夜はますます寝つきにくくなり、朝はますます起きづらくなるのです。

　夜は電気を消した暗い中で眠り、朝は光をいっぱいに浴びる、こうした当たりまえの生活が、生体リズムを保つために大切なのです。

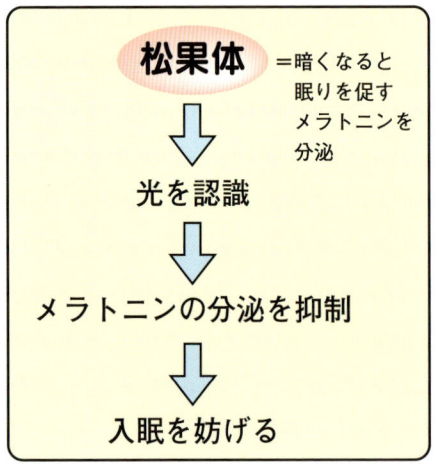

夜の光が眠りを妨げる仕組み

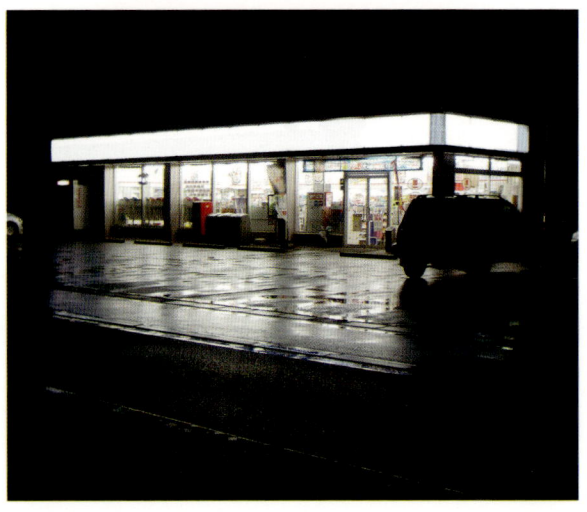

夜も明るいコンビニエンスストア

◇夜ふかしが増加している原因◇

　多くの大人たちは、ヒトの活動が眠りと食に支えられているという大原則を忘れ、夜ふかしが心身に及ぼす悪影響から目をそらし、真剣に考えていないように思います。夜ふかしが、「おそらくはよくないことなのだろう」と感じながら、それに関する正確な知識を得る努力、知らしめる努力を怠っているのです。では、なぜ怠るのか？　それは、「夜ふかしをしてはいけない」としてしまうと都合が悪いと、なんとなく感じているからではないでしょうか。また、夜ふかしのまん延が子どもたちの心身をどれだけ蝕み、傷めつけ、冒しているのかについての想像力を欠いていることも原因です。

　子どもたちは生活習慣を自ら律することはできません。子どもの夜ふかしは、すべて大人社会の反映です。これはすべて子どもたちの将来に対して大人が責任を欠いていることに起因するのです。

　また、このような夜ふかしの弊害を訴える動きへの抵抗もあります。商業主義（ゲームの売り込み、テレビ視聴率、拝金主義など）と、残業が美徳となっている日本の社会通念です。これがある限り、夜ふかし社会から子どもたちを救い出すことは難しいでしょう。いくら「早起き早寝朝ごはん」と力んでも、子どもたちの負担が増すばかりです。今こそ「夜ふかし社会」を見直し、残業が美徳となっている日本の社会通念を変え、はたらきかたを考え直すべき時です。

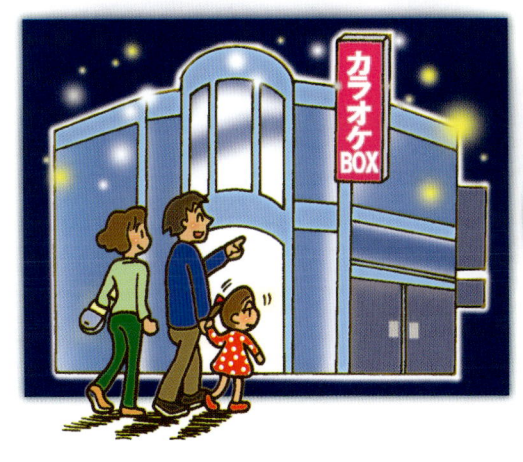
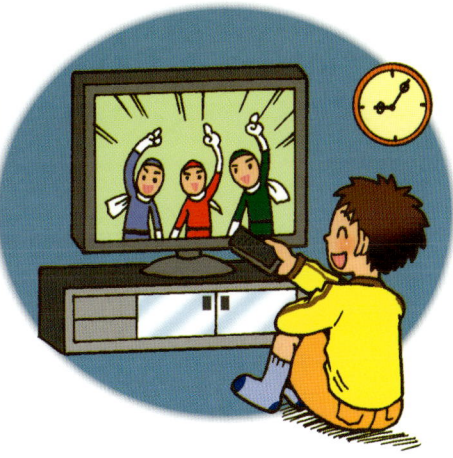

② 生体リズムに合った早起き生活が能力を発揮させる

「早起き早寝朝ごはん」は、ヒトという動物が生きていくための基本です。これなくしては健やかに生きていくことができないのです。

早起きをして朝の光を浴びる機会が増せば、生体時計のリセットが容易になります。その結果日中の活動量が高まり、感情抑制などにかかわるセロトニンが活性化します。また、昼間の受光量が増すことは、夜のメラトニン分泌の増加につながります。つまり、早起き生活こそが、ヒトがもっている能力を最大限に発揮するための必要条件なのです。もちろん21世紀には多様化がますます進み、すべての人に当てはまる「正しい生活習慣」はもはや存在しないかもしれません。しかしそれでもヒトは、24時間周期の地球で生きる昼行性の動物です。最近になって、動物での実験ですが、夜の光を浴びることで生体時計の働きが止まってしまうことも報告されました。このように、動物にとっては、よく眠り、朝の光を浴び、食事をし、夜は暗いところで過ごすことが大切なのです。

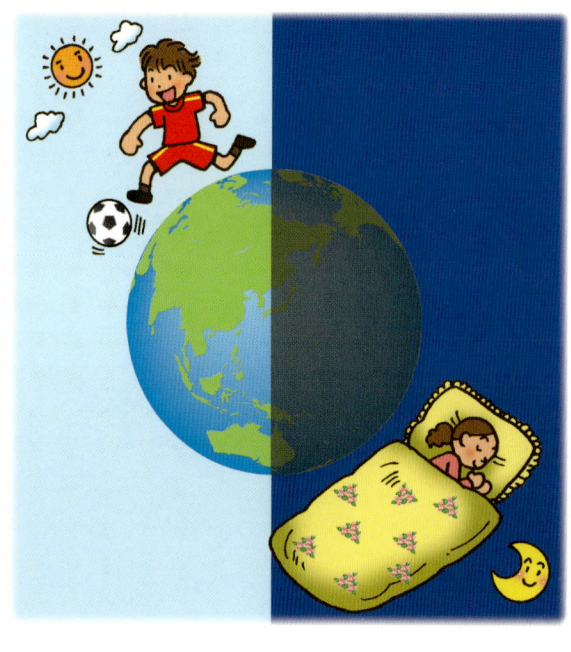

● 早起きは気持ちいい……を五感で体感！

昨日まで夜中の12時に寝ていたのに、今日から9時に寝ようとしても、はじめは難しいかもしれません。まずは、早起きをして、朝ごはんをしっかり食べる生活から始めてください。きっと、その気持ちよさに気づくことでしょう。

●個人差と生体リズムの違い

　十分な睡眠をとることが必要だと言うと、「では何時に寝て、何時に起きればよいのか？」「何時間眠ればよいのか？」という質問をよくされます。しかし、寝るのに適した時刻や、必要な睡眠時間には個人差がありますし、年齢やその人の置かれた環境によっても違ってきます。自分に合った就寝時刻や睡眠時間を見つけることが必要です。

　生体リズムから見ると、ヒトは通常、明け方の午前4時～6時と午後2時～4時には眠気が強くなり、逆に午前10時～12時には覚せい度がもっとも高くなります。ですから、午前10時～12時の間に居眠りをするようならば、たとえ10時間眠っていたとしても眠りは足りていないことになるのです。眠りの質を見直さなければならないでしょう。また、4時間睡眠が続くと老化と同じ現象が見られるように（P.18参照）、極端に短い睡眠時間は、個人差の範囲を超えていると考えられます。

　大切なのは、「自分にとって適切な睡眠時間」を知り、「それが充分とれたか」ということです。

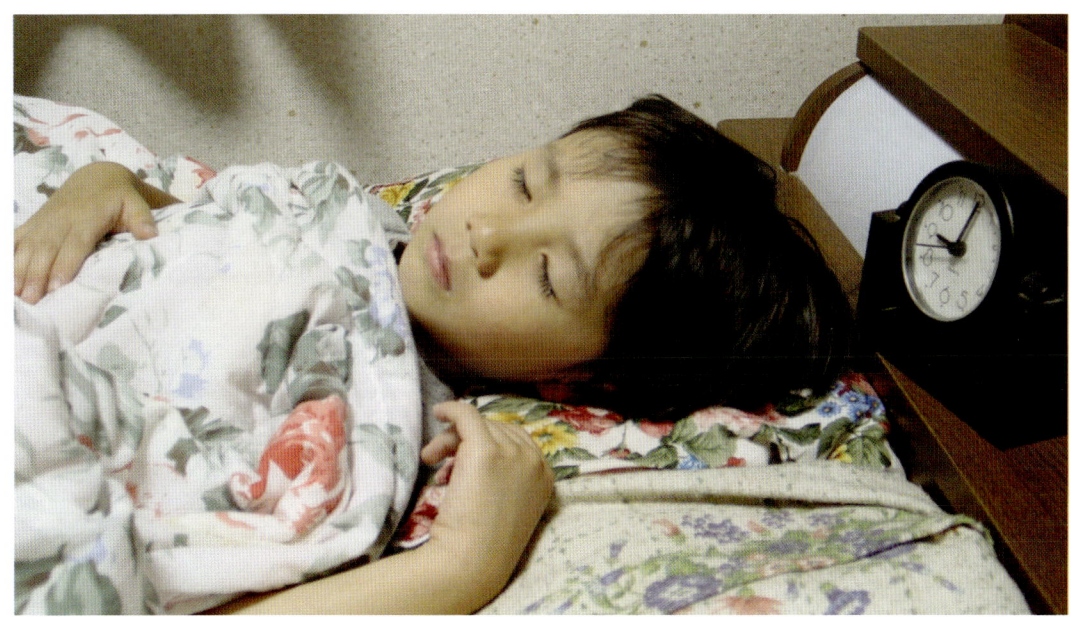

◇**メディアが眠りに与える影響**◇

　東京の小学校5年生から中学校3年生の277人を対象に行った、テレビやビデオに費やす時間に関する調査（2004年）では、中学校1年生の女子が最も長く、平日で474分、土日では645分でした。最も短い中学校3年生女子でも、平日で285分、土日で365分をテレビやビデオに費やしていました。単純に計算すると東京の小中学生は平均で週35.9〜61.0時間、年間では1867〜3172時間もテレビやビデオに費やしているのです。ちなみに、日本の小学校の授業時間は年間で1100時間です。

　日本の子どもの学力が低下していると報道されていますが、小中学生が、授業時間よりもはるかに長い時間を、テレビやビデオに費やしていることを考えれば、学習時間や睡眠時間が減って、その帰結としての学力低下は当然でしょう。

　テレビやビデオなどメディアはきわめて重要な情報源で、現代生活に欠かせませんが、発達途上にある子どもたちに対する影響という点になると、必ずしもよい点ばかりではありません。過剰なメディア接触が、夜ふかしばかりではなく、運動不足からの肥満、セロトニン活性の低下をもたらす可能性もあるのです。

　下の図は、私の仮説に基づく図です。もちろん私もメディアと夜ふかしだけで生活習慣病やキレる子どもの問題すべてを説明できるとは考えていません。電磁波、オゾン層の破壊、環境ホルモンなどさまざまな問題が絡んでいるのでしょう。ただ気になるのは、生活習慣病にしてもキレる子どもの問題にしても、事が起こるとすぐにそれぞれの専門家を呼べという最近の風潮です。専門家を呼ぶ前に、身近な生活習慣を整えることで、まだまだできることがたくさんあることを知ってください。

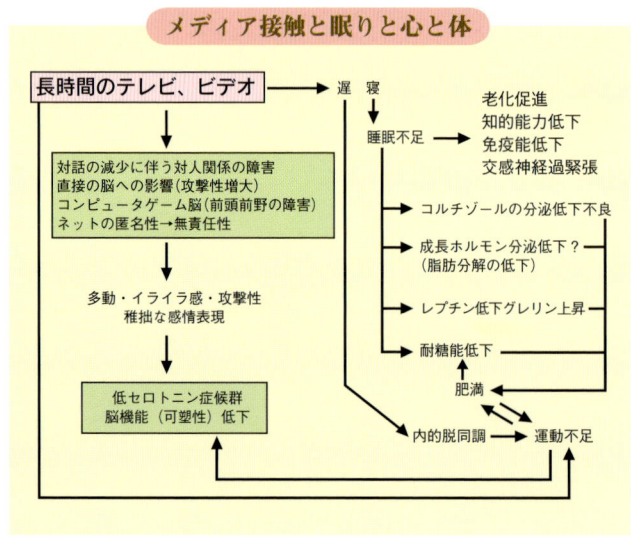

メディア接触と眠りと心と体

第2部

朝ごはんの大切さ

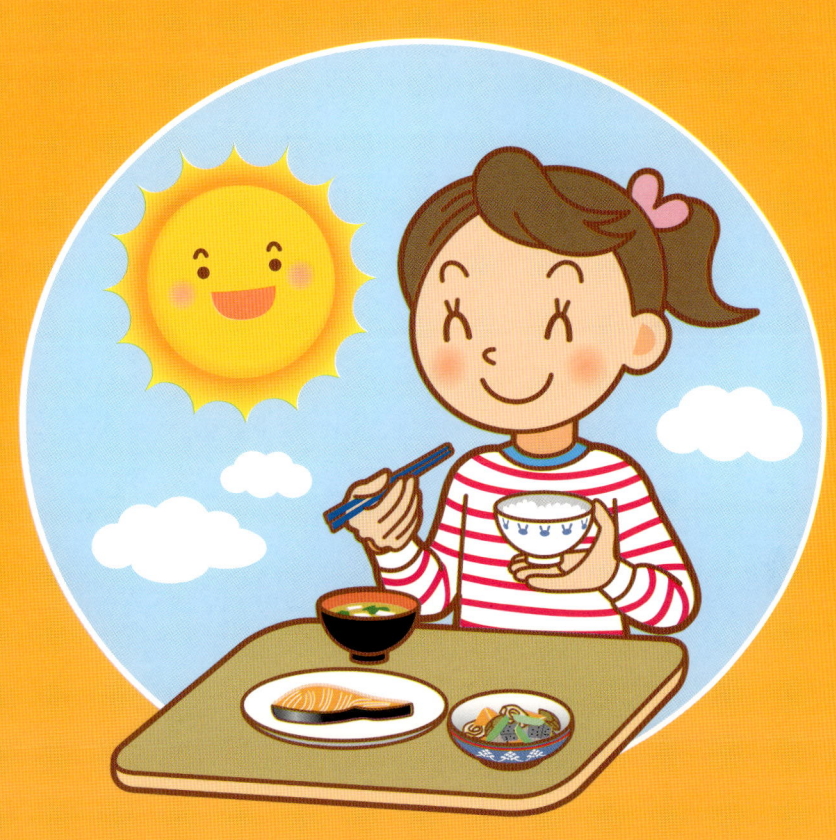

香川　靖雄

1　1日は朝ごはんから

───ポイント───
① 朝ごはんは体を目覚めさせ、脳のはたらきを活発にする。
② 朝ごはんは体の動きをスムーズにする。
③ 朝ごはんは生活習慣病になりにくい体をつくる。

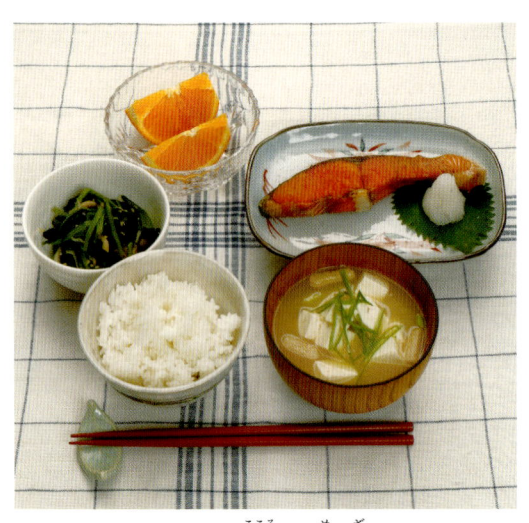

朝ごはんは心と体にとってとても大切です。なぜなら心と体を目覚めさせて活動力を高めるからです。

ヒトは昔から朝明るくなると起きていっしょうけんめいはたらき、夕方になるとゆっくり休む生活を続けてきたため、心も体も朝、昼、晩に合わせて活動できるような仕組みができているのです。朝起きて光を浴びることがまず心を目覚めさせます。さらに、朝ごはんを見ながら手を動かし、食べもののにおいやおいしい味を楽しみながら、よく歯でかむことで頭のはたらきを活発にします。そして、食べものを飲み込んで胃や腸のはたらきを目覚めさせるのです。食べものを飲み込んで胃に送ると、おなかの中で消化、吸収されて、いろいろな成分が体に送られて活動が活発になります。それにしたがって、体温が上昇して、さらに体の活力を高めるのです。頭のはたらきに大切なブドウ糖が朝ごはんから補給されます。また、朝ごはんによって腸のはたらきが高まり排便しやすくなります。

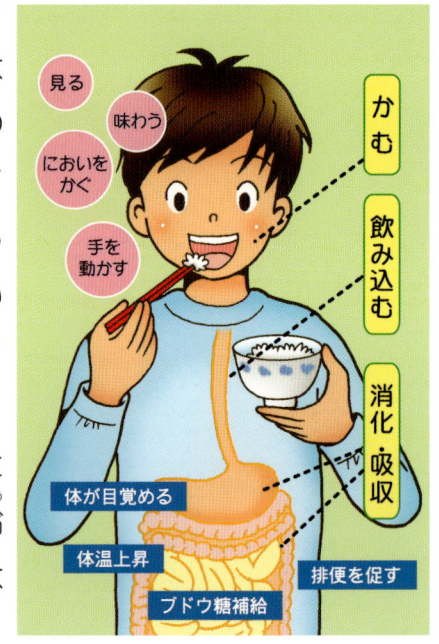

32

第2部 朝ごはんの大切さ

① 脳のはたらきが活発に

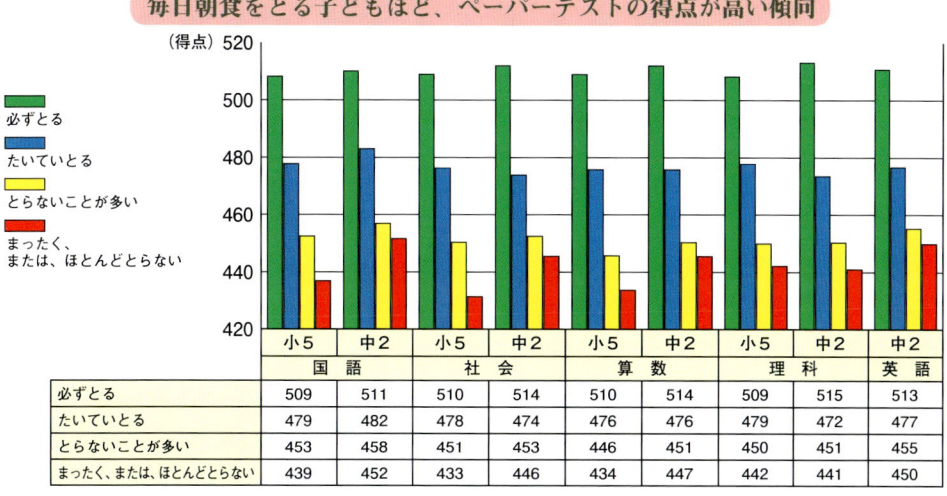

毎日朝食をとる子どもほど、ペーパーテストの得点が高い傾向

	国語		社会		算数		理科	英語
	小5	中2	小5	中2	小5	中2	小5	中2	中2
必ずとる	509	511	510	514	510	514	509	515	513
たいていとる	479	482	478	474	476	476	479	472	477
とらないことが多い	453	458	451	453	446	451	450	451	455
まったく、または、ほとんどとらない	439	452	433	446	434	447	442	441	450

(国立教育政策研究所「平成15年度小・中学校教育課程実施状況調査」を改変)

　朝ごはんによってどれだけ脳のはたらきが活発になるかは、上のグラフを見ればよくわかります。これは国立教育政策研究所が約10万人の小学校5年生の児童と約8万人の中学校2年生の生徒の学業成績と同時に朝ごはんをどれだけの回数とっているかを調べてまとめたものです。毎日まったくあるいはほとんどとらない児童生徒の成績は、必ずとる児童生徒と較べて大変低いことがわかります。国語、社会、算数、理科、英語のすべてについて、ほとんどの棒グラフが大変よく似た結果になっています。これは一つひとつの科目に対して脳は別々のはたらきをしていますが、その元になる脳全体の活動度が、朝ごはんによって高まったことを示しているのです。体脂肪を使える他の臓器と違って脳の栄養源はブドウ糖だけなので、ブドウ糖が減っている朝には朝食から供給しないと脳全体の活動が落ちてしまうのです。

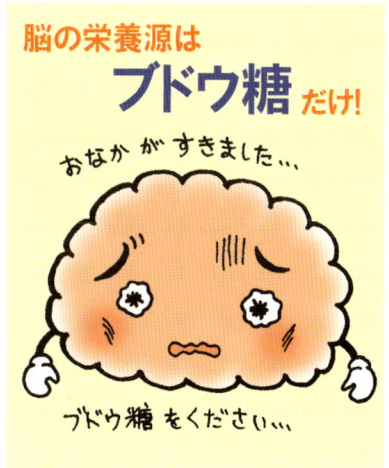

② 朝ごはんは体の動きをスムーズに

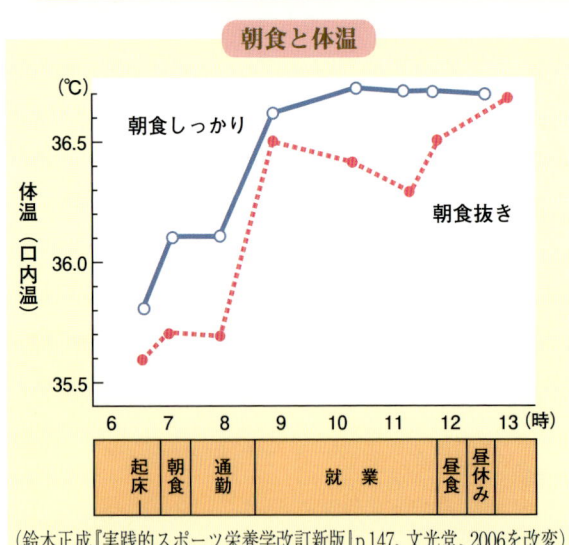

朝食と体温

（鈴木正成『実践的スポーツ栄養学改訂新版』p.147、文光堂、2006を改変）

朝食を食べた場合と食べなかった場合の体温変化の違いを、左のグラフを見ながらくらべてみましょう。朝食をとると青い線で示すように、通勤などの運動を始める前から体温が上がるのです。これに対して朝食を食べないと、運動を始める前まで低い体温のままです。体温が低いまま急に運動をしますから、運動によって体温が一時的に上がっても、運動を終えると下がっていき、昼食まで低い体温になって、元気に勉強ができないことがわかりました。朝食を食べると、食べないときよりも元気になって体力がつくのです。

●朝食で体をウオーム・アップしよう

運動を始める前に体温を上げることをウオーム・アップといって、スポーツでは体の活力を高める大事な準備となっています。ウオーム・アップが十分でないと、体がだるくなります。右のグラフのように朝食を欠食することがある人は必ず食べる人にくらべてだるさを感じる場合が多いのです。

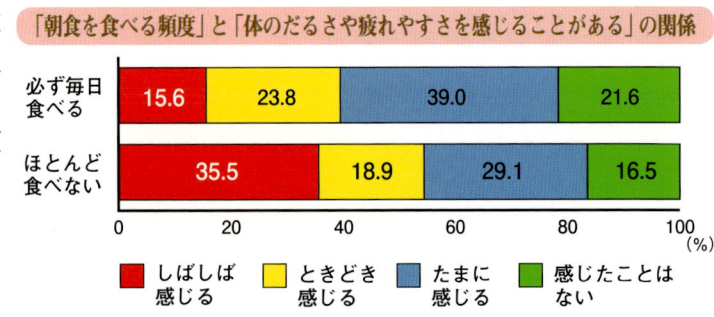

「朝食を食べる頻度」と「体のだるさや疲れやすさを感じることがある」の関係

（独立行政法人日本スポーツ振興センター「平成19年度　児童生徒の食事状況等調査結果」、2009を改変）

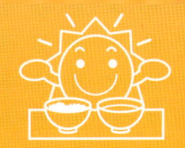

● サーモグラフィーでくらべてみよう

　サーモグラフィーというのは、皮膚表面の温度の分布を赤外線放射エネルギー半導体検出器で測定して、下の画像のようにその温度を色で表示した写真です。朝食を食べる前は体温が低いので写真は青い部分が多く、朝食を食べた後は体温が高くなるので赤や黄色の部分が多いのです。

朝食を
食べる前

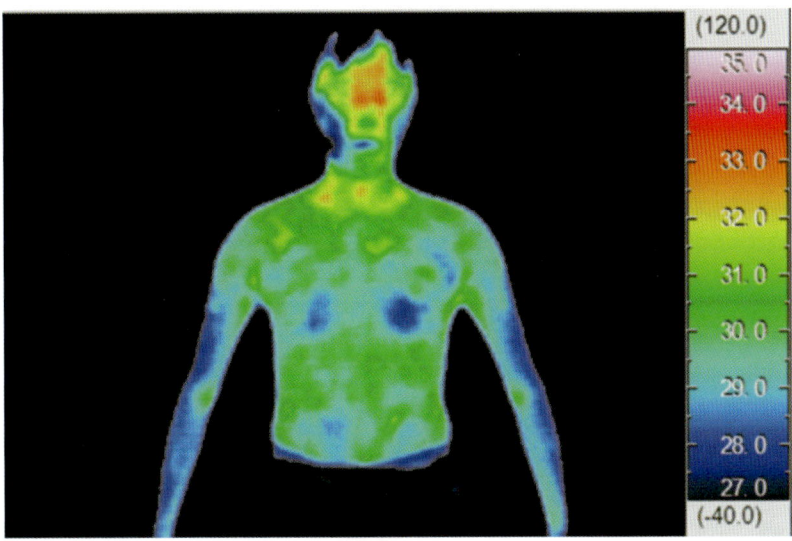

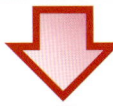

朝食を
食べた後

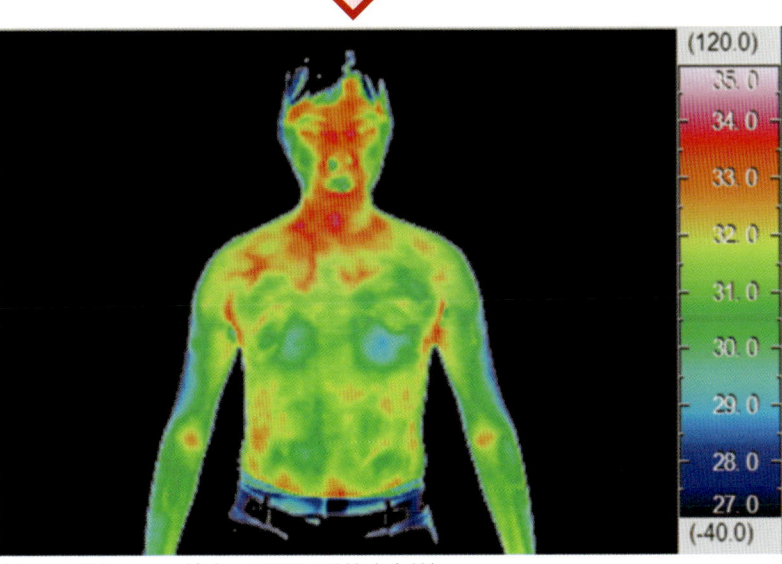

（サーモグラフィー協力：NEC三栄株式会社）

③ 朝食で生活習慣病になりにくい体に

高コレステロール者率における過去の調査結果との比較

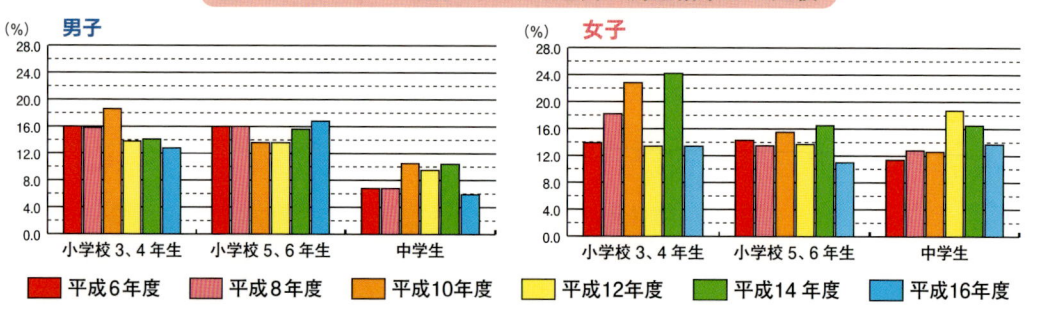

男子 / **女子**

凡例：平成6年度、平成8年度、平成10年度、平成12年度、平成14年度、平成16年度

(㈶日本学校保健会「平成16年度　児童生徒の健康状態サーベイランス事業報告書」、2006を改変)

　生活習慣病というのは食事や運動などの生活の習慣が間違っているときに起こってくる病気です。はじめは、体重が増えたり、血液中のコレステロールが増えたりしますが、痛みがないのでそのままにしておくと、あとで糖尿病や動脈硬化などの重い病気になります。上のグラフは小学校3、4年生、5、6年生、中学生の血液中のコレステロールが高い者たちの比率をここ数年間比較したものです。朝食摂取などの規則正しい食生活は、生活習慣病になりにくい体を作ります。

● 1日2食はよくありません

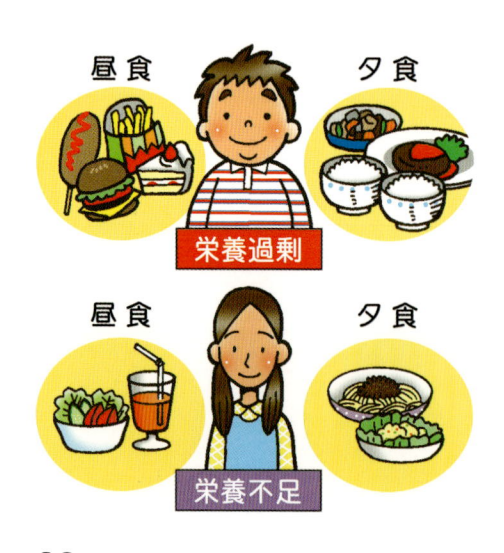

昼食　夕食　**栄養過剰**
昼食　夕食　**栄養不足**

　朝ごはんを食べないで昼食と夕食だけの1日2食にすると、食事回数が少なくて体の仕組みが乱れて、栄養過剰で太りやすくなったり、逆に栄養不足でやせてしまうのです。朝ごはんを食べないと、おなかがすいて、他の2食でたくさん食べてしまう人もいるし、朝ごはんを食べなかった分だけ栄養が不足してやせてしまう人もいます。

◇エネルギーをとりすぎたら、体を動かして消費しよう◇

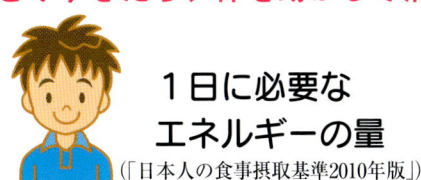

1日に必要なエネルギーの量
（「日本人の食事摂取基準2010年版」）

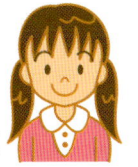

男子

女子

Ⅰ	Ⅱ	Ⅲ	←身体活動レベル→	Ⅰ	Ⅱ	Ⅲ
1,950	2,250	2,500	10～11歳	1,750	2,000	2,250
2,200	2,500	2,750	12～14歳	2,000	2,250	2,550

　上の図表は子どもの推定エネルギー必要量（kcal/日）を男子、女子の別、身体活動レベルの別に示しています。下の図は日常の食品のエネルギー量と、30分間の運動で消費されるエネルギー量を示しています。健康のためには摂取したエネルギーと、運動で消費するエネルギーが等しいのが良いのです。

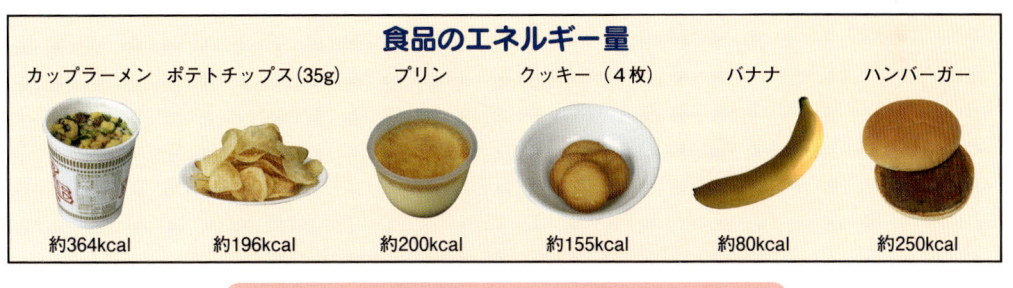

食品のエネルギー量

カップラーメン	ポテトチップス(35g)	プリン	クッキー（4枚）	バナナ	ハンバーガー
約364kcal	約196kcal	約200kcal	約155kcal	約80kcal	約250kcal

運動量別30分間で消費するエネルギー量のめやす

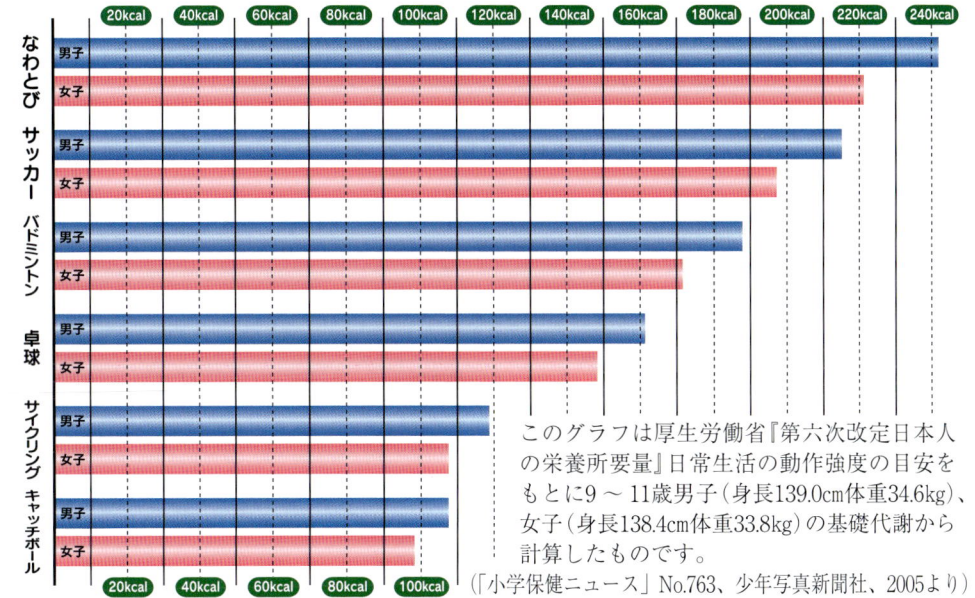

なわとび　男子／女子
サッカー　男子／女子
バドミントン　男子／女子
卓球　男子／女子
サイクリング　男子／女子
キャッチボール　男子／女子

このグラフは厚生労働省『第六次改定日本人の栄養所要量』日常生活の動作強度の目安をもとに9～11歳男子（身長139.0cm体重34.6kg）、女子（身長138.4cm体重33.8kg）の基礎代謝から計算したものです。
（「小学保健ニュース」No.763、少年写真新聞社、2005より）

第2部　朝ごはんの大切さ

2 朝ごはん、どう食べる？

> **ポイント**
> ① ごはんを一人で食べるのはできるだけさける。
> ② どんな物を食べるのが健康に良いのか？ 栄養のバランスが大事。
> ③ よくかんで食べよう。かむとなぜ良いのか？
> ④ みんなで楽しく食べるとおいしい。

① 食べてはいても、一人で食べるのはできるだけさける

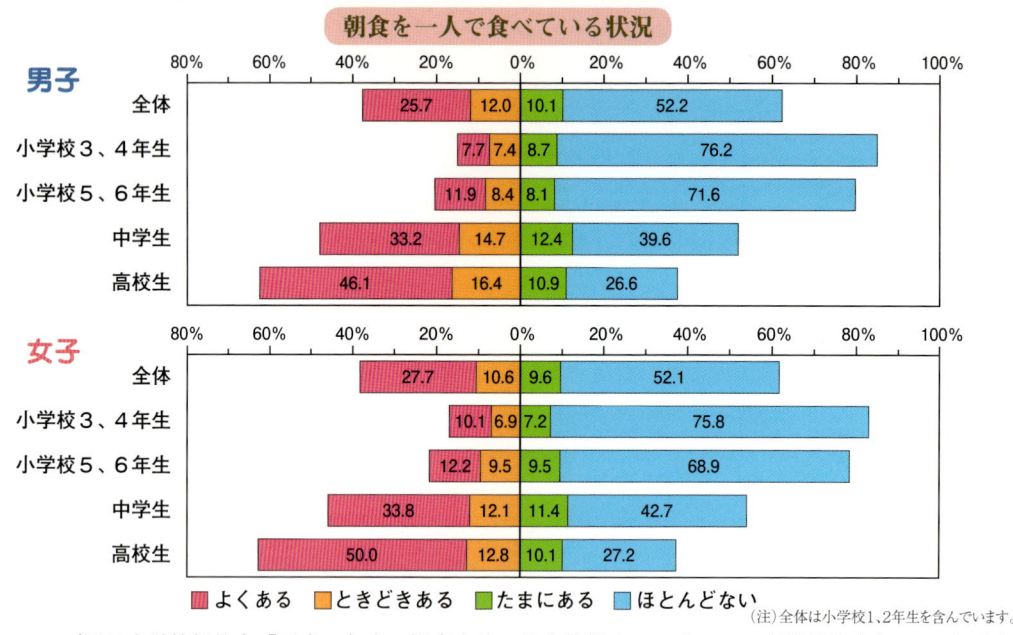

朝食を一人で食べている状況

男子

	よくある	ときどきある	たまにある	ほとんどない
全体	25.7	12.0	10.1	52.2
小学校3、4年生	7.7	7.4	8.7	76.2
小学校5、6年生	11.9	8.4	8.1	71.6
中学生	33.2	14.7	12.4	39.6
高校生	46.1	16.4	10.9	26.6

女子

	よくある	ときどきある	たまにある	ほとんどない
全体	27.7	10.6	9.6	52.1
小学校3、4年生	10.1	6.9	7.2	75.8
小学校5、6年生	12.2	9.5	9.5	68.9
中学生	33.8	12.1	11.4	42.7
高校生	50.0	12.8	10.1	27.2

（注）全体は小学校1、2年生を含んでいます。

（財）日本学校保健会「平成22年度 児童生徒の健康状態サーベイランス事業報告書」、2012を改変

上のグラフは朝ごはんを一人で食べている小学校3、4年生、5、6年生、中学生、高校生の割合を示しています。男子も女子も小学校の児童では、一人で食べることがよくあるという児童は7.7％から12.2％と、わりあいに少ないのですが、中学生から高校生になるとだんだん増加して約半分程度になります。人間は昔から家族生活をしていて、食事のときには会話を楽しみながら、人間らしい感情や社会常識を身につけていくようにできています。朝ごはんを家族の親しむ機会にしたいものです。

●食事の内容は？

主食・主菜・副菜とその組み合わせからみた食事パターン（％）

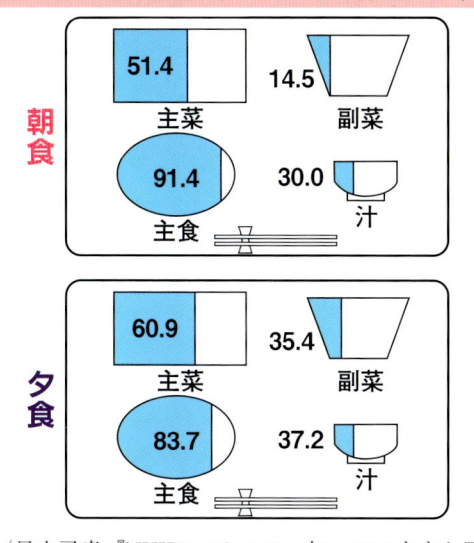

朝食：主菜 51.4、副菜 14.5、主食 91.4、汁 30.0
夕食：主菜 60.9、副菜 35.4、主食 83.7、汁 37.2

主食・主菜・副菜がそろう数（％）

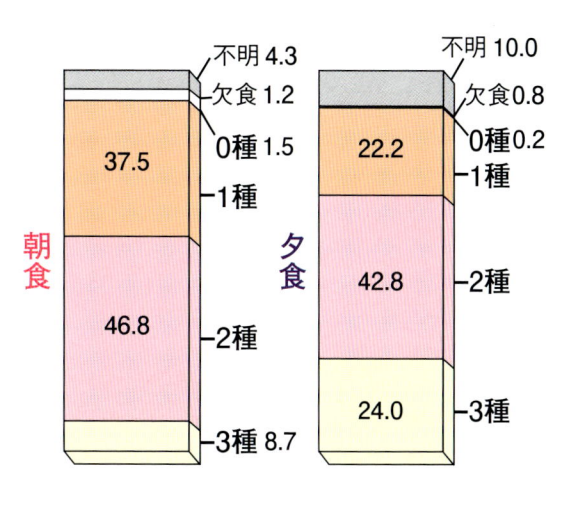

朝食：不明 4.3、欠食 1.2、0種 1.5、1種 37.5、2種 46.8、3種 8.7
夕食：不明 10.0、欠食 0.8、0種 0.2、1種 22.2、2種 42.8、3種 24.0

（足立己幸『NHKスペシャル　知っていますか子どもたちの食卓』p.87、日本放送出版協会、2000を改変）

　上の図は子どもたちの食事を子どもたち自身に絵に描いてもらって調べた足立己幸女子栄養大学名誉教授の有名な図です。これは一人で食事をする児童、生徒とも深い関係にあるのです。そして、主食（ごはんやパン）、主菜（主に肉、魚）、副菜（主に野菜）、汁物の頻度を計算してまとめました。さすがに主食のない子はほとんどいませんでしたが、この４つの基本的な食事パターンはほとんど満たされていなかったのです。朝食の乱れは特にひどくて、２種と１種が大半をしめました。夕食でも３種そろっているのが４分の１弱、２種でも半分弱でした。それでは１種の人や主菜の無い人は何を食べているのでしょうか。右の図はその例を示しています。ジュースだけ、おにぎりだけ、なかには機能性食品だけの人もいたのです。

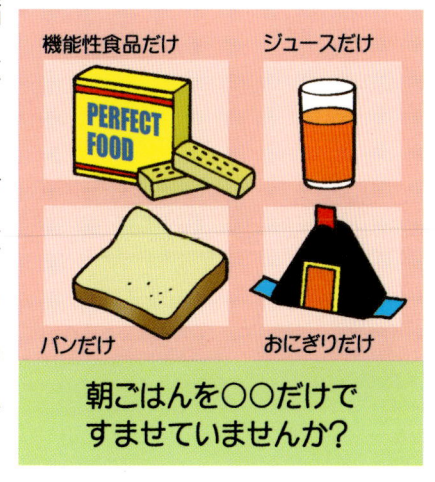

機能性食品だけ／ジュースだけ／パンだけ／おにぎりだけ

朝ごはんを○○だけですませていませんか？

第２部　朝ごはんの大切さ

② どんなものを食べれば健康によいのか

　下の写真のように、食事は主食、主菜、副菜、そして次頁の汁物からなっています。主食の中心はごはん、うどん、パン、コーンフレークなど、炭水化物が主で、私たちの活動力を支えるエネルギー源となる食物です。主菜は卵、豆類、魚介類、肉類など、私たちの体を作っているたんぱく質を補います。成長の時の筋肉や内臓の重さの増加にはこのたんぱく質が必要ですが、成長後でも消費たんぱく質を補う役割が主菜にあります。副菜の野菜や海草はビタミン、ミネラル、食物繊維の供給源です。

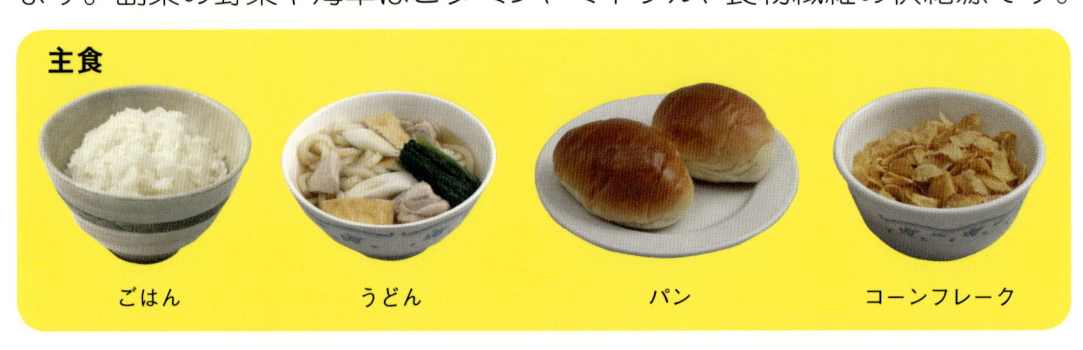

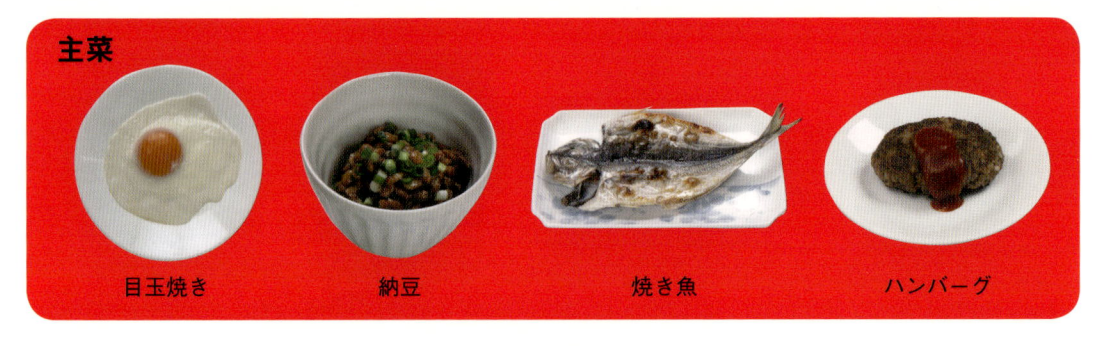

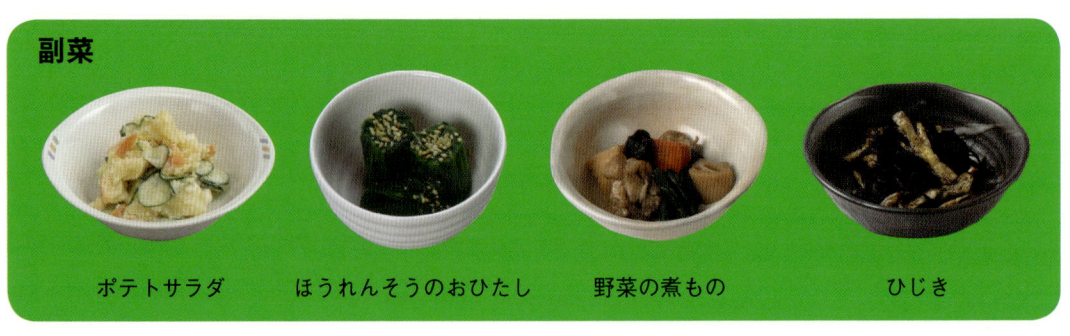

主食

| ごはん | うどん | パン | コーンフレーク |

主菜

| 目玉焼き | 納豆 | 焼き魚 | ハンバーグ |

副菜

| ポテトサラダ | ほうれんそうのおひたし | 野菜の煮もの | ひじき |

汁物・飲み物

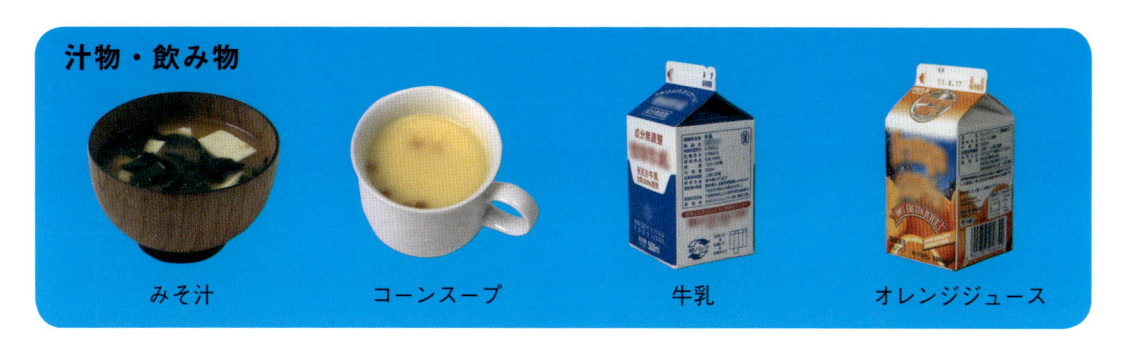

みそ汁　コーンスープ　牛乳　オレンジジュース

　汁物は、体に必要な水分の大部分と、ミネラルを供給します。中でも牛乳は良質のたんぱく質、カルシウム、ビタミン類を含んでいて、学校給食はもちろん、家でも毎日とりたい汁物です。夏には汗の量が多いので、一日の必要カロリー1000キロカロリー当たり1リットル以上の水分をとり、熱中症を防ぎましょう。

●栄養のバランスが大切

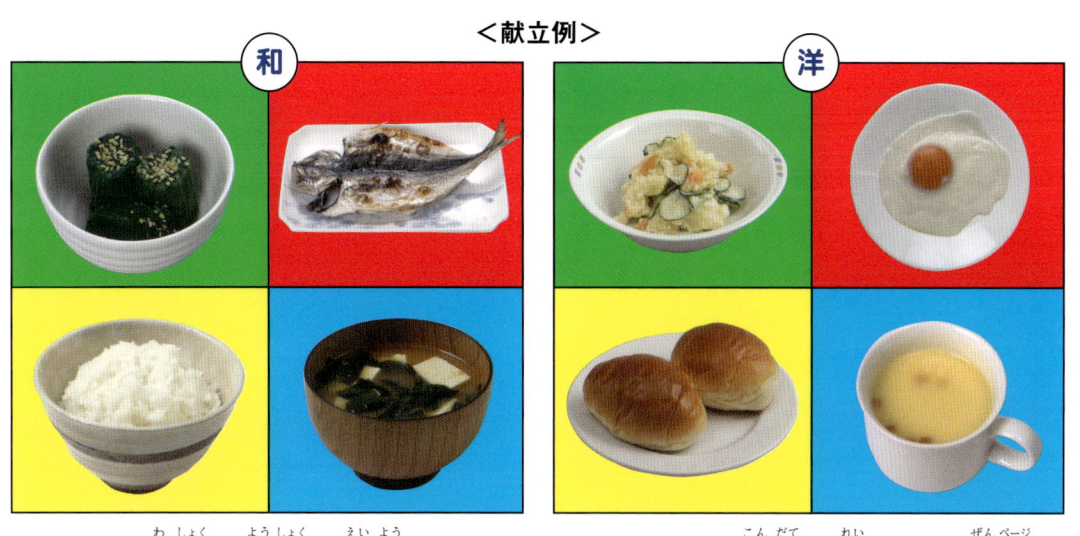

＜献立例＞

和　洋

　これは和食と洋食の栄養バランスがとれている献立の例です。前頁で述べたように、主食、主菜、副菜、汁物の4つがそろっているのが特徴です。健康に良いといって1種類だけの食物を宣伝する単品栄養主義が流行していますが、これは良くありません。なぜなら体に必要な多数の栄養素をバランス良くとることが、かたよった食品摂取で乱れるからです。

③ よくかんで食べよう

児童生徒の食事時間（朝食）

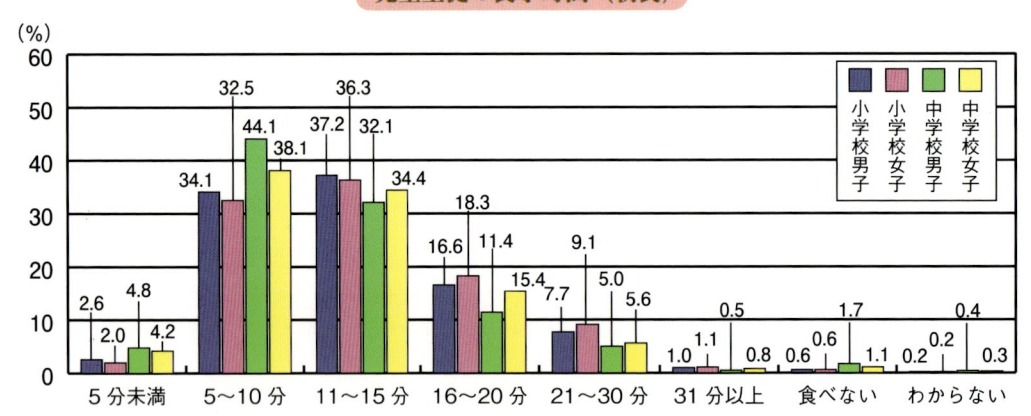

凡例：小学校男子、小学校女子、中学校男子、中学校女子

時間	小学校男子	小学校女子	中学校男子	中学校女子
5分未満	2.6	2.0	4.8	4.2
5～10分	34.1	32.5	44.1	38.1
11～15分	37.2	36.3	32.1	34.4
16～20分	16.6	18.3	11.4	15.4
21～30分	7.7	9.1	5.0	5.6
31分以上	1.0	1.1	0.5	0.8
食べない	0.6	0.6	1.7	1.1
わからない	0.2	0.2	0.4	0.3

（独立行政法人日本スポーツ振興センター「平成17年度　児童生徒の食生活等実態調査報告書」、2007を改変）

上のグラフは朝ごはんにかける時間を小中学校の男子女子の児童生徒でくらべたものです。大部分の人は5分から15分の間に食べ終わっています。しかし、20分くらいゆっくりと時間をかけてよくかんで食べる方が健康には良いのです。5分未満で食べる人は食物がよくかみ砕かれていないので消化が良くないだけでなく、急に胃や腸に沢山の食物が入るので、消化管の運動や消化液の分泌も間に合いません。

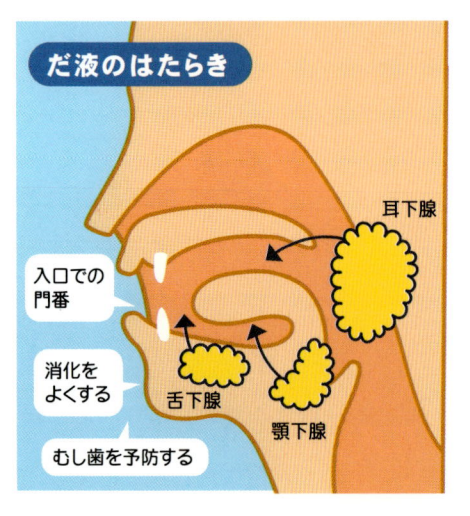

下の図はつば、つまりだ液の役割を示しています。だ液は耳下腺、舌下腺、顎下腺という三つの腺から食物に応じて出てきて、あまり濃い物や、強い味の物は薄めて有害なはたらきを抑える門番の役をします。また、だ液の中の粘液は食物が食道になめらかに通るように助ける大事な役割があります。だ液の中にはでんぷんを消化する酵素も入っています。また、絶えず口の中を洗ってむし歯を予防する役割もあります。

だ液のはたらき
- 入口での門番
- 消化をよくする
- むし歯を予防する

耳下腺、舌下腺、顎下腺

●かむことは脳のはたらきを高める

食物をかむのは単に食物を砕いて消化を助けるためだけではありません。最近は人間に様々な課題をさせてみて、その時の脳の血流と機能が活発になる場所を直接に画像化して写真にとる機能的磁気共鳴画像法（MRI）が発達して、教育にも応用されるようになりました。これにより、かむことで頭に血が良く巡るという昔の直感が正しかったことがわかりました。右のイラストは咀嚼運動が脳の血流を増加させて脳の活動を高めることを示しています。運転手が眠気を防いで注意力を保つために、チューインガムをかんで脳の機能を活性化することはよく知られています。食事の時に咀嚼の回数を増やして脳機能を高めましょう。

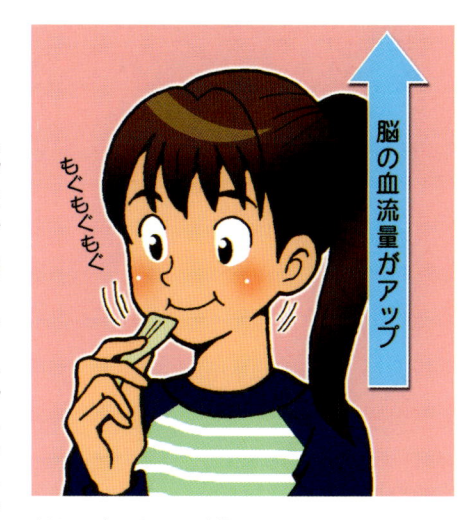

●よくかむと肥満を予防できる

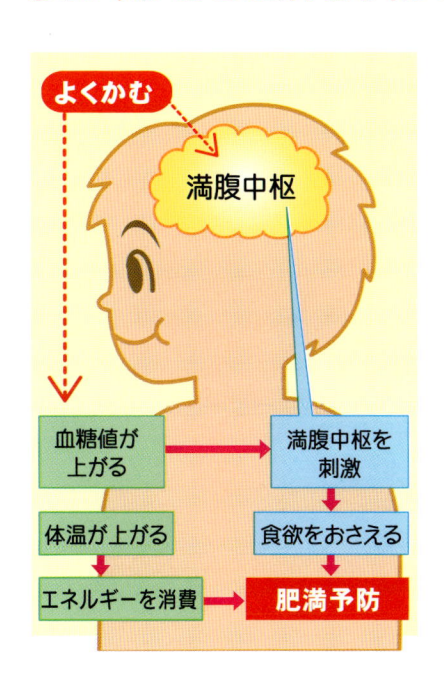

左の図はよくかむことによって、脳の視床下部という所にある満腹中枢が刺激されて、あまり食べ過ぎないようにするという機構を示しています。また、よくかむことによって消化機能が高まり、血糖値が上がることも満腹中枢を刺激して食欲を抑制します。同時に代謝も高まりますので、体温が上がり、これもエネルギーを消費して肥満を予防することになります。食事による体温の上昇は炭水化物をとったときに高くなります。

④ みんなで食べるとおいしいよ

　下のグラフは誰と一緒に食べるのが楽しいかを調べて集計した結果です。朝食も夕食も「家族全員と食べるのが一番楽しい」と答える人が飛び抜けて多く、特に夕食では7割を超えています。次は「きょうだいと一緒に」と、「お母さんと一緒に」となります。食卓を囲んでの家族の団らんは、親子やきょうだいの結びつきを深める大切な心の交流の機会なのです。楽しいお祭りなどのときに、村の神様にお供物を捧げて一緒に食事をして仲間の意識も育ててきました。しかし、図には「一人で食べるのが一番楽しい」という子どもも1割くらいいて、人との交流に必要な心の発達にとって心配です。

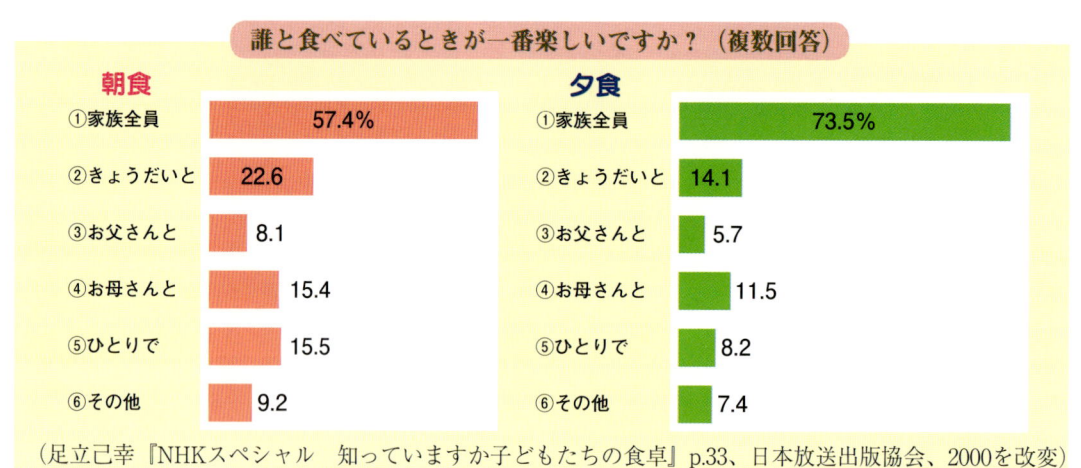

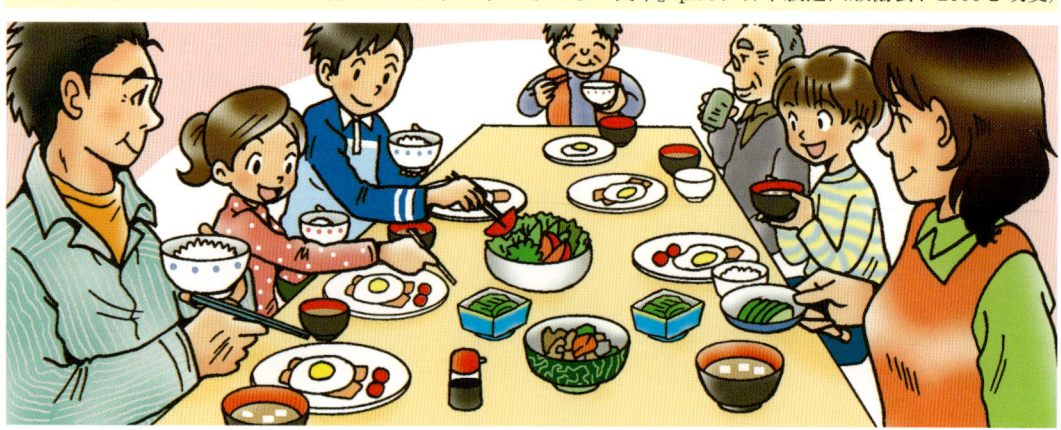

誰と食べているときが一番楽しいですか？（複数回答）

朝食
- ①家族全員　57.4%
- ②きょうだいと　22.6
- ③お父さんと　8.1
- ④お母さんと　15.4
- ⑤ひとりで　15.5
- ⑥その他　9.2

夕食
- ①家族全員　73.5%
- ②きょうだいと　14.1
- ③お父さんと　5.7
- ④お母さんと　11.5
- ⑤ひとりで　8.2
- ⑥その他　7.4

（足立己幸『NHKスペシャル　知っていますか子どもたちの食卓』p.33、日本放送出版協会、2000を改変）

●味わって楽しんで食べよう

30～40歳代の父親が家で食事のとき、家族と話していること（複数回答）

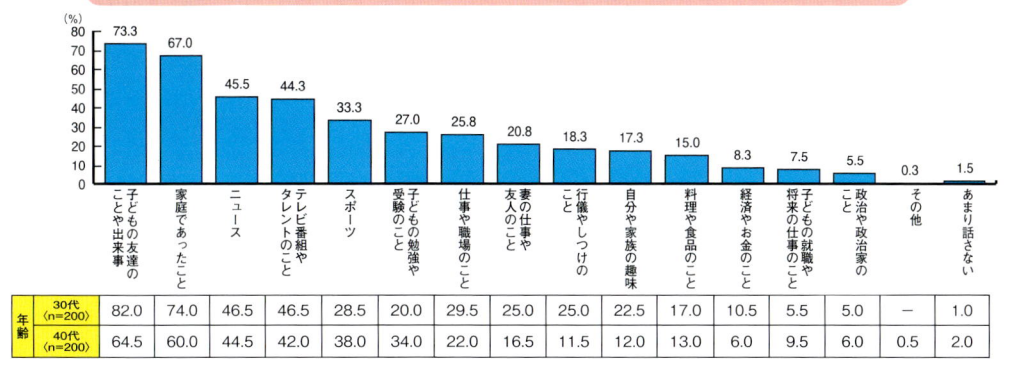

項目	子どもの友達のことや出来事	家庭であったこと	ニュース	テレビ番組やタレントのこと	スポーツ	子どもの勉強や受験のこと	仕事や職場のこと	妻の仕事や友人のこと	行儀やしつけのこと	自分や家族の趣味	料理や食品のこと	経済やお金のこと	子どもの就職や将来の仕事のこと	政治や政治家のこと	その他	あまり話さない
全体(%)	73.3	67.0	45.5	44.3	33.3	27.0	25.8	20.8	18.3	17.3	15.0	8.3	7.5	5.5	0.3	1.5
年齢 30代〈n=200〉	82.0	74.0	46.5	46.5	28.5	20.0	29.5	25.0	25.0	22.5	17.0	10.5	5.5	5.0	—	1.0
年齢 40代〈n=200〉	64.5	60.0	44.5	42.0	38.0	34.0	22.0	16.5	11.5	12.0	13.0	6.0	9.5	6.0	0.5	2.0

（農林中央金庫調べ、2007）

　上の棒グラフは、家で食事をするときに、家族との話題にどんなものがあるかを集計したものです。一番多いのが子どもの友達のことや出来事で、家庭内の出来事とニュースがこれに次いでいます。しかし、その下の表で、40代となると子どもが成長するために、30代の時にくらべて、上位の２つの話題や行儀やしつけのことの割合が減って、スポーツや受験や就職の話が増えます。こうして、子どもたちが学校や社会に出たときの周囲との心の交流について知らず知らずのうちに勉強してゆくのです。

◇孤食（個食）の弊害◇

　子どもにとって家族の団らんは心を育て、共通の食物をとる機会です。しかし、家族が多忙でどうしても一緒に食事ができない場合や子ども部屋にこもって一人で食事をするのが孤食です。孤食と個食を区別して使う人は、個食を、形は一緒に食べてはいても、心の交流もなく、食物もばらばらである状態を指します。孤食も個食も、偏食が多く、人の心に触れないために、協調性に欠ける子を育てる弊害が大きいのです。

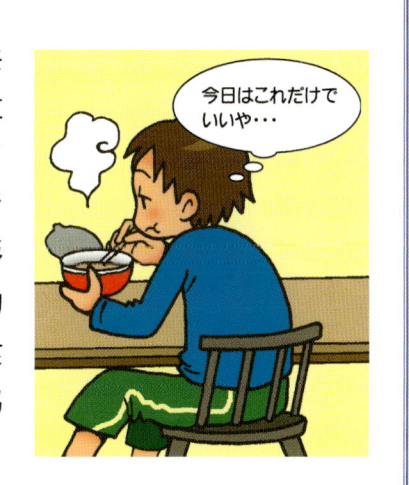

3 朝食で心も体も元気に

　今まで第2部でお話してきたように、朝ごはんを食べることは、心にも、体にもとても大事なことなのです。それは、私たちの頭の脳の中にも、体の内臓の中にも時計遺伝子という仕組みがあって、朝ごはんを食べることによって一日の活動をつごうよく始めることができるからです。そのためにみんなと仲よくでき、元気な活動ができます。

●朝食をとらないとキレやすい？

「よくある」「ときどきある」症状順項目（％）

	よくある	ときどきある	合計
イライラする	16.9	29.8	46.7
頭がいたくなりやすい	10.4	24.0	34.4
だるくなりやすい	8.7	25.7	34.4
夜よく眠れない	13.7	24.5	38.2
かぜをひきやすい	6.4	23.6	30.0
心配ごとがある	11.3	23.9	35.2
元気がでない	3.9	23.5	27.4
食事がおいしく食べられない	1.9	22.8	24.7
足が重い感じがする	5.6	16.9	22.5
手足がしびれる感じがする	5.0	14.1	19.1
心臓がどきどきしやすい	5.3	13.9	19.2
胃の調子がおかしい	1.9	14.8	16.7
めまいしやすい	4.0	12.0	16.0
下痢しやすい	3.2	12.8	16.0
便秘しやすい	2.9	9.7	12.6
足がはれぼったい	1.9	5.2	7.1

　左の表は子どもたちに体調についてたずねて合計したものです。イライラしたり、頭が痛くなることが多くなっています。そして下の表は、共食行動、食事の態度、食事の内容などでイライラをくらべてあります。とくに、食行動の欄で朝食欠食する子はイライラのある子が無い子の倍近くもいます。朝におなかがすいていない子の場合もイライラが多くなります。

いつもまたはときどきイライラする子どもの食生態（％）

				イライラあり		なし
共食行動	今朝	ひとり		29.3	≫	24.4
	昨夕	ひとり		8.1	≫	6.6
	朝夕とも	ひとり		3.5	≫	3.1
	朝	家族がそろう　週0回＋1〜2回		72.0	≫	65.3
	夕	家族がそろう　週0回＋1〜2回		44.9	≫	35.5
	朝夕とも	家族がそろう　週0回		10.2	≫	5.9
食態度 共食観	食欲	朝　すいていない		14.9	≫	9.6
		夕　すいていない		5.7	≫	4.4
	楽しい	朝　つまらなかった		30.6	≫	23.1
		夕　つまらなかった		14.7	≫	10.1
	楽しみな食事	給食		40.3	≫	37.5
	楽しい人	朝　ひとりがよい		19.8	≫	12.2
		夕　ひとりがよい		11.0	≫	5.9
食事内容	朝食の核料理	1種又はなし		40.4		38.5
	夕食の核料理	1種又はなし		22.3		22.5
食行動	朝食欠食	いつも又は時々		29.2	≫	15.8
	子どもだけで夕食を買う			33.7	≫	27.3
	食事の手伝い	しない＋時々		60.3	≫	58.2
健康	症状あり	4個以上		68.1	≫	14.8

（足立己幸『NHKスペシャル　知っていますか子どもたちの食卓』p.159、161、日本放送出版協会、2000を改変）

食生活指針

☆食事を楽しみましょう。

☆1日の食事のリズムから、健やかな生活リズムを。

☆主食、主菜、副菜を基本に、食事のバランスを。

☆ごはんなどの穀類をしっかりと。

☆野菜・果物、牛乳・乳製品、豆類、魚なども組み合わせて。

☆食塩や脂肪は控えめに。

☆適正体重を知り、日々の活動に見合った食事量を。

☆食文化や地域の産物を活かし、ときには新しい料理も。

☆調理や保存を上手にして無駄や廃棄を少なく。

☆自分の食生活を見直してみましょう。

（平成12年3月23日　文部省決定、厚生省決定、農林水産省決定）

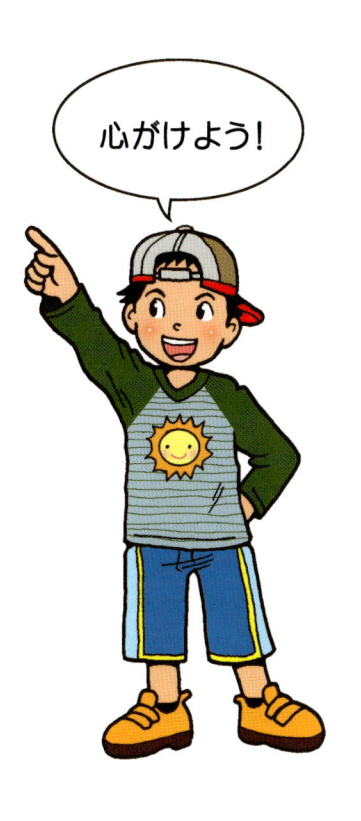

心がけよう！

●健全な食事は生活の基本！

　健全な食生活というものはどんなものかを、国では、上に示した食生活指針にまとめています。楽しい食事が大事で、朝食から始まる1日の食事のリズムによって、生活全体に健全な日周リズムを作ります。それから栄養のバランスの維持のために、主食、主菜、副菜を基本にして、主食にはごはんをしっかりとることを勧めています。主菜・副菜には肉類にくらべて、不足しがちな野菜・果物、牛乳・乳製品、豆類、魚などの摂取を勧め、食塩や脂肪は制限するように指導しています。適正体重を保つ活動に見合った食事を勧めていますが、内臓肥満の目安として、腹囲を6歳から15歳までは80cm以下、成人男性は85cm以下、成人女性は90cm以下にするのがよいとしています。そして食文化、環境も考えて自分の食生活を見直すことを勧めています。

◇世界の朝ごはん◇

　世界中どこの国でも、朝ごはんは大切な一日のスタート。各国の朝ごはんを調べてみると、どの国でもブドウ糖のもとになる食物（米・麦・豆など）をとっていることがわかります。

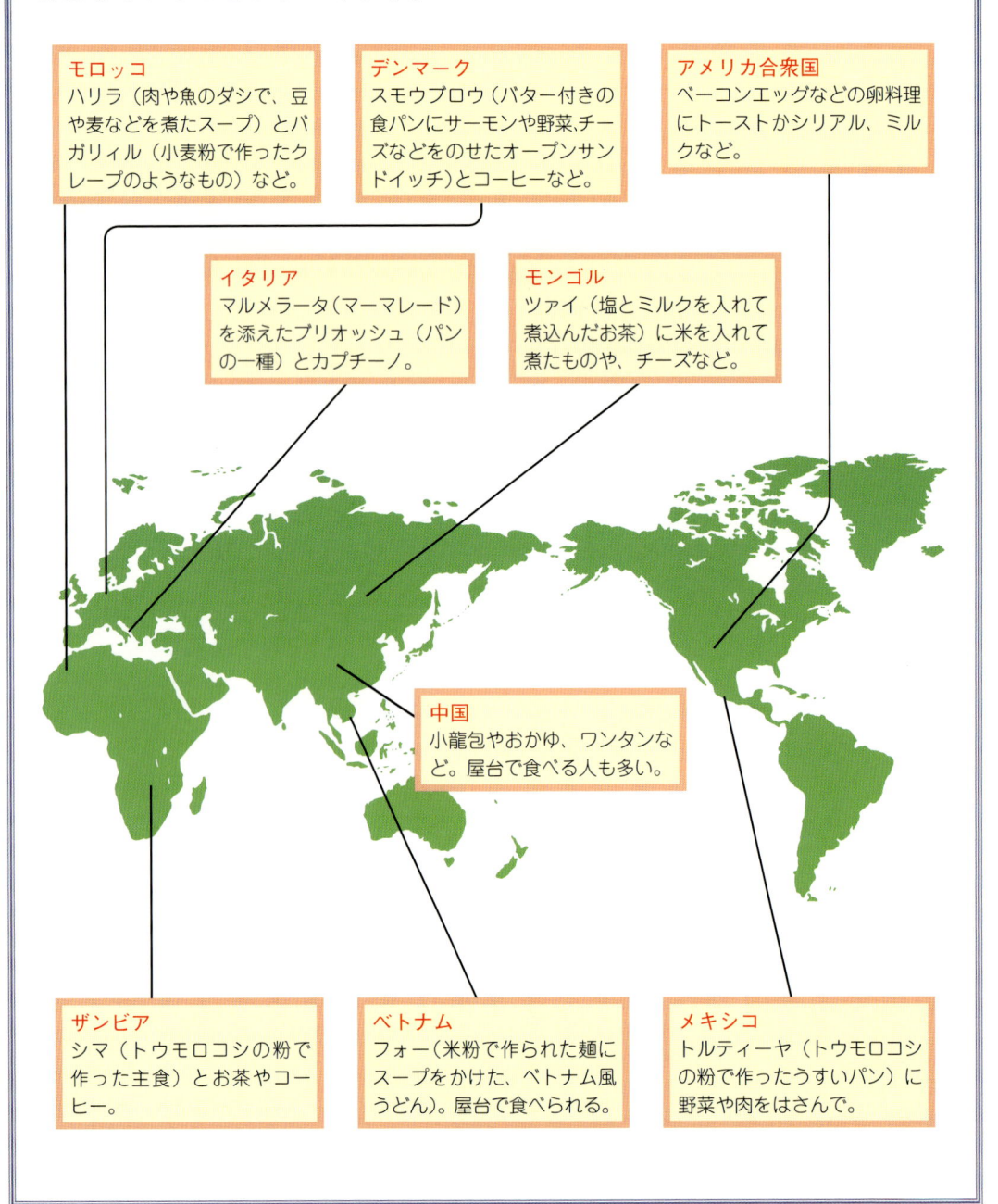

モロッコ
ハリラ（肉や魚のダシで、豆や麦などを煮たスープ）とバガリィル（小麦粉で作ったクレープのようなもの）など。

デンマーク
スモウブロウ（バター付きの食パンにサーモンや野菜、チーズなどをのせたオープンサンドイッチ）とコーヒーなど。

アメリカ合衆国
ベーコンエッグなどの卵料理にトーストかシリアル、ミルクなど。

イタリア
マルメラータ（マーマレード）を添えたブリオッシュ（パンの一種）とカプチーノ。

モンゴル
ツァイ（塩とミルクを入れて煮込んだお茶）に米を入れて煮たものや、チーズなど。

中国
小龍包やおかゆ、ワンタンなど。屋台で食べる人も多い。

ザンビア
シマ（トウモロコシの粉で作った主食）とお茶やコーヒー。

ベトナム
フォー（米粉で作られた麺にスープをかけた、ベトナム風うどん）。屋台で食べられる。

メキシコ
トルティーヤ（トウモロコシの粉で作ったうすいパン）に野菜や肉をはさんで。

第3部
生活習慣を見直して健康に

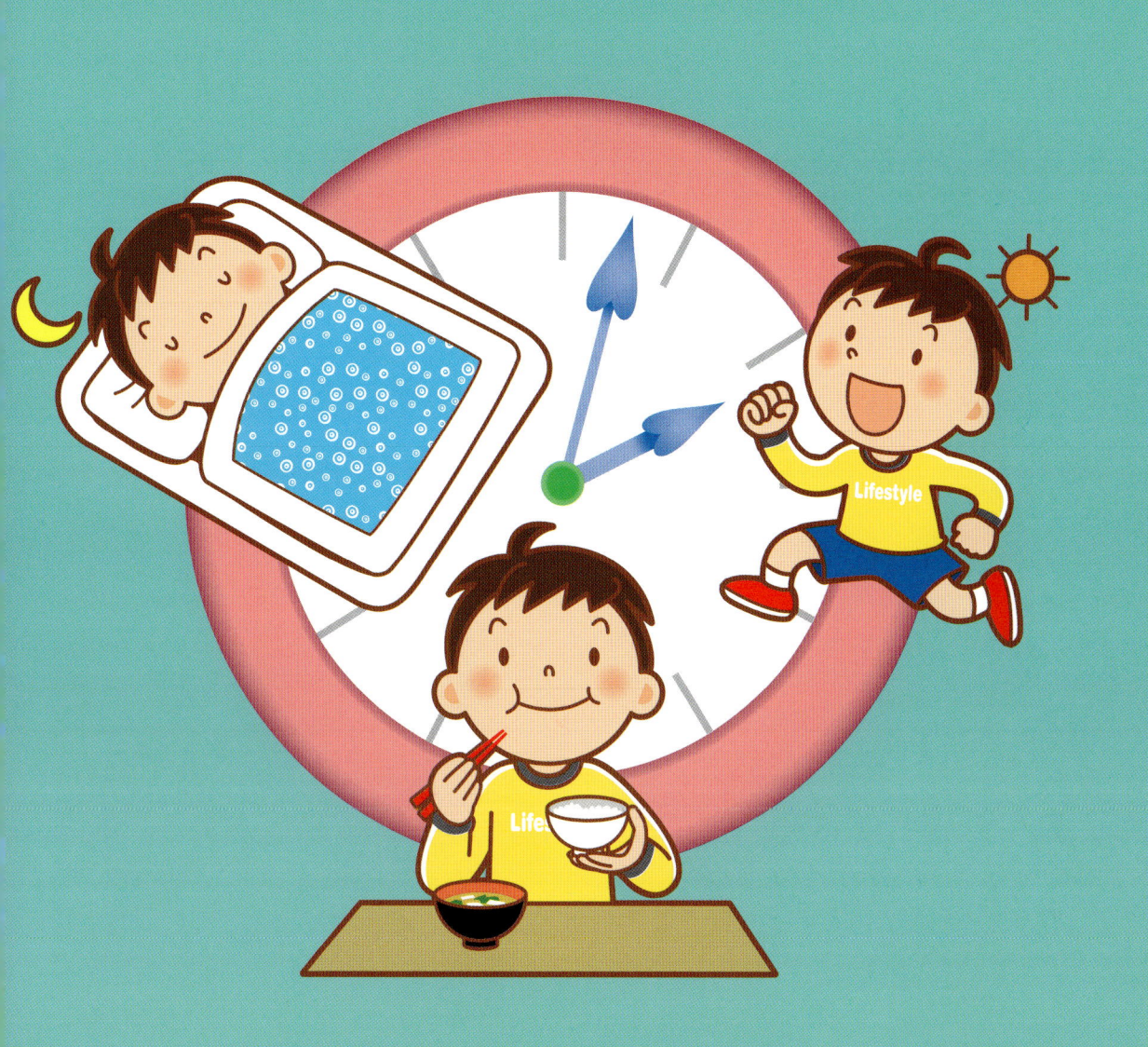

1 家族みんなで考えよう

6ページのグラフからもわかるように、子どもが夜ふかしをしてしまう原因のひとつは、家族みんなが遅くまで起きていることにあります。子どもにだけ「早寝早起きをしろ」と言っても、大人たちが夜ふかし朝寝坊をしているのでは、習慣づけるのが難しいのは当然です。

生体リズムの乱れが子どもの心身に及ぼす影響について、まずは大人がしっかりと理解し、家族ぐるみで「早起き早寝朝ごはん」を実行しましょう。

●こんなことをしていませんか？

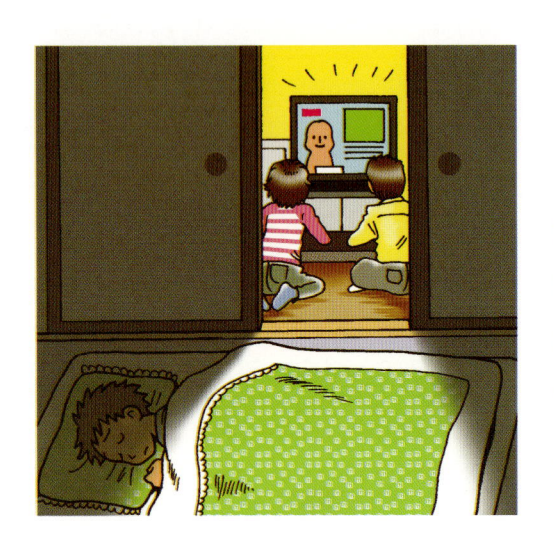

＊子どもが寝ているのに、家族がそばでテレビを見ている

大人はテレビを楽しんでいるのに、子どもにだけ早寝をさせようというのでは、子どもだけが無理を強いられることになります。子どもが寝る時間になったら、テレビを消すことを家族の習慣にしましょう。

＊深夜に帰った家族とも、コミュニケーションをとるようにしている

大人の時間に子どもの生活を合わせてはいけません。仕事などで帰りが遅く、子どもとコミュニケーションがとれないのならば、朝早く起きて、触れ合いの時間をもつようにしましょう。

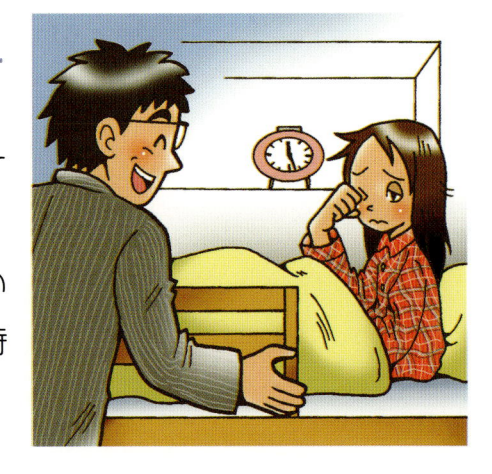

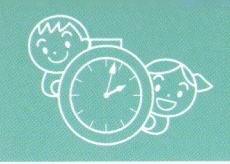

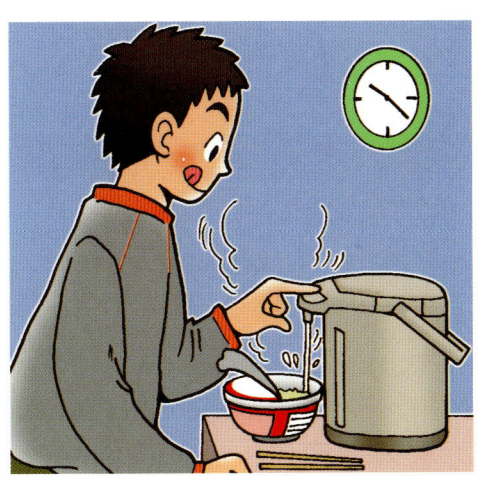

＊起きるのが遅くて朝食がとれないので、夜食をたっぷりとっている

寝る前に夜食をとると、眠りが浅くなって、生体リズムの乱れにつながります。その結果、朝に食欲がわかず、朝食抜きにつながります。

＊朝は、栄養バランスを考えて、機能性食品で済ませている

食事は、栄養をとることだけが目的ではありません。よくかむことで脳の血流や機能を活発にしたり、味や会話を楽しむことで心の豊かさを育てたりと、様々な役割があるのです。

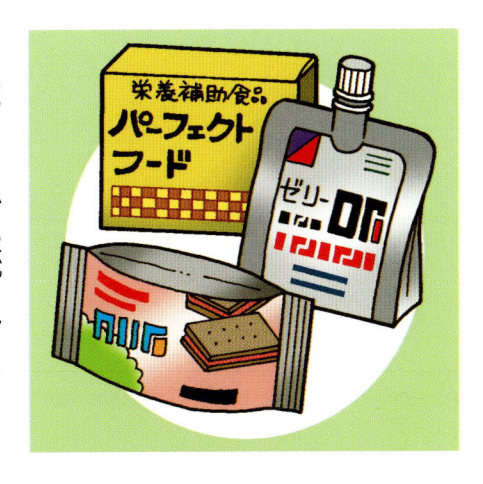

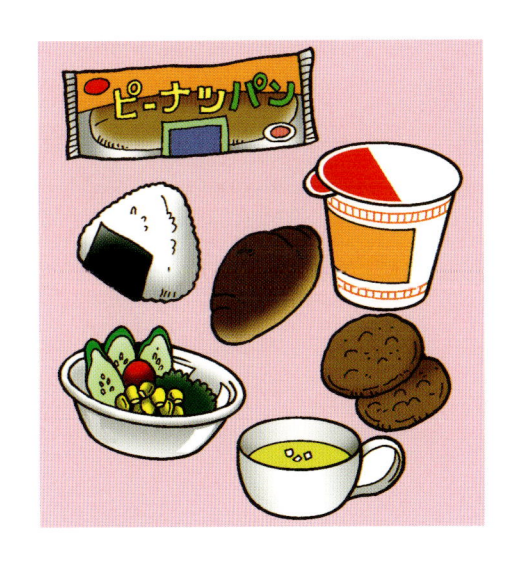

＊家族の起きる時間がバラバラなので、一人ずつ食事をしている

子どもが一人で食べる場合は、好きなものばかりを食べてしまいがちになり、栄養がかたよってしまいます。一人ずつでの食事は、できるだけさけたいものです。

2 早起きして、挑戦してみよう

　いきなり「今日から2時間早く寝よう」などと言っても、できるものではありません。はじめは、ちょっと眠くても朝早く起きることから始めてみましょう。しばらく続けていくと、日ごとに早起き早寝が楽にできるようになってきます。これは、ヒトが本来もっている生体リズムが整ってきたことを意味します。
　早起きができるようになったら、朝の時間を有効に使って、様々なことに挑戦してみましょう。

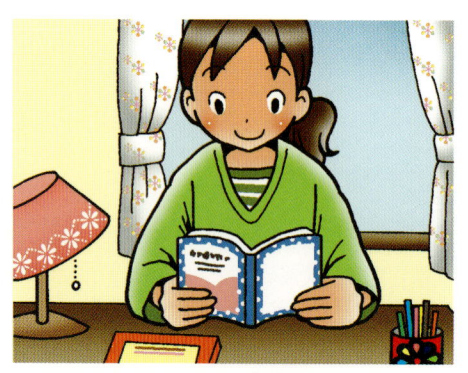

＊読書や勉強をする

　ヒトが本来寝ているべき深夜に読書や勉強をするよりも、活動量が高まる午前中に活動する方が、理屈に合っていると言えるでしょう。

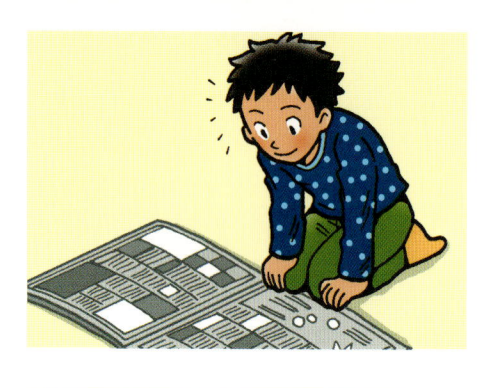

＊新聞を読む

　学校へ行く前に、新聞を読むのもよいでしょう。見出しに目を通すだけでも、様々な話題にふれることができます。

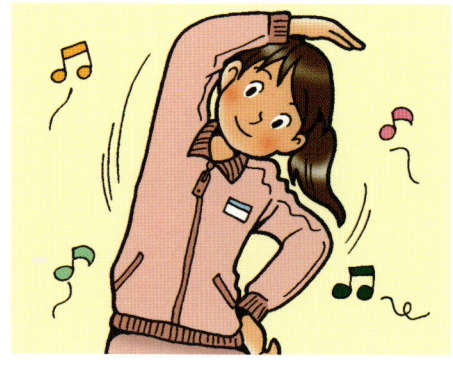

＊ラジオ体操をする

　早朝に体を動かすことは、体だけでなく脳のウオーム・アップにもつながります。地域のラジオ体操に参加してみるのもよいでしょう。

＊朝食を作る

　せっかく早く起きるのならば、バランスのよい朝食作りに挑戦してみましょう。包丁や火を扱うときは十分注意して！

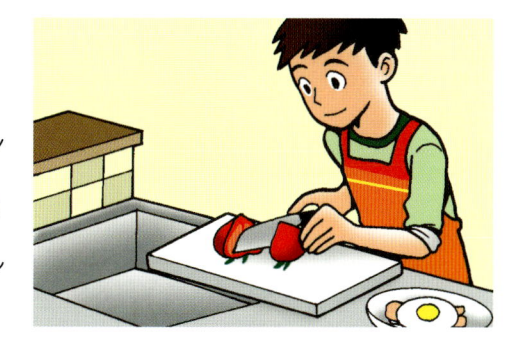

＊家族でウォーキング

　太陽の光を浴びながらの運動は、生体時計のリセットにはもってこい。親子のコミュニケーションの時間にもなります。

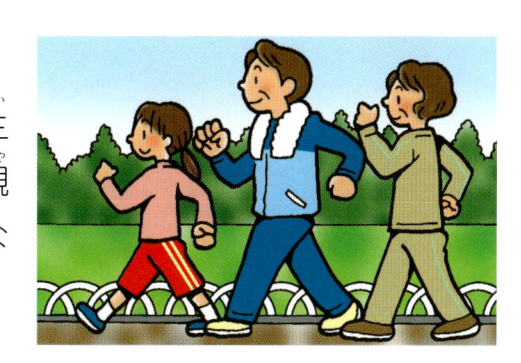

＊明け方の星を観察する

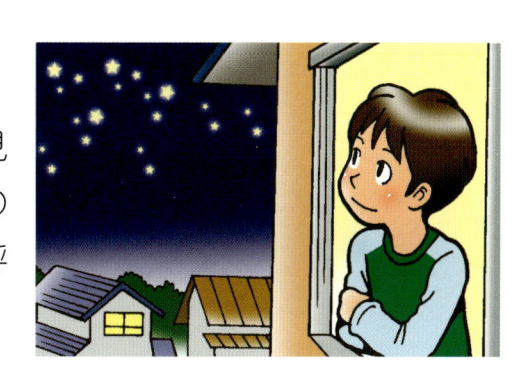

　金星は、太陽・月に次いで明るく見える星です。明け方、日の出前に東の空に見える金星を「明けの明星」と呼びます。

＊野菜や花を育てる

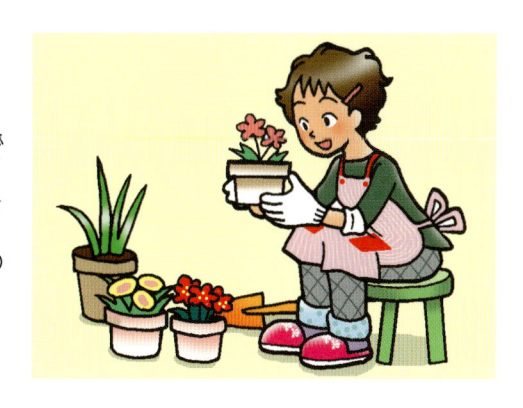

　植物の栽培をしてみるのもいいでしょう。朝露をまとった植物の様子を見るだけでも、気持ちよく一日を始めることができるでしょう。

3 よく寝、よく食べ、よく活動しよう

　生活習慣の改善には、「早起き早寝朝ごはん」が重要であることがわかりましたか？　さっそく今日から実行して、心も体も健康的な生活を送りましょう。生体リズムを整えるポイントは、次の３つです。

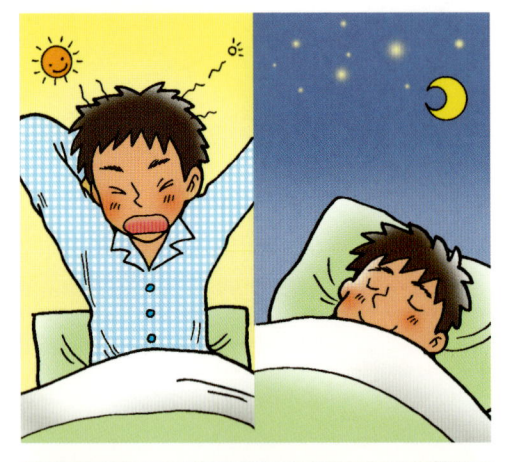

早起き早寝

　朝日をたっぷり浴びて、生体時計をリセットしましょう！
　早起きが習慣になれば、夜も早めに眠れるようになります。

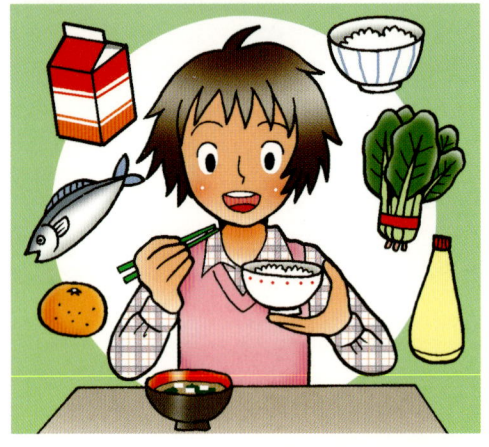

バランスのよい食事

　朝ごはんは、できるだけ主食・主菜・副菜・汁物のバランスをとって、よくかんで食べましょう。朝ごはんをしっかりとれば、体の調子もよくなり、授業にも集中できます。

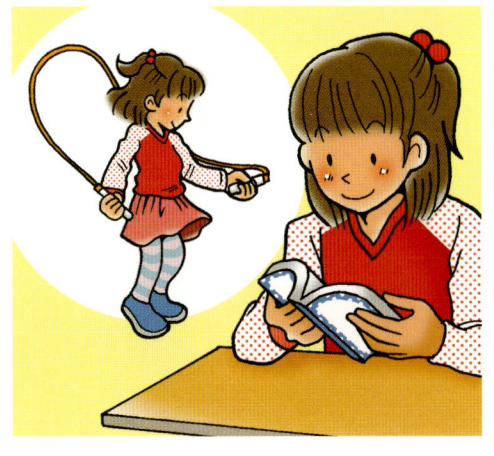

脳と体の適度な運動

　日中は、遊び・勉強・スポーツなど、思いきり活動しましょう。十分な活動をすれば、夜は疲れてぐっすり眠れます。

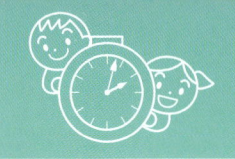

●保護者のみなさん、学校の先生方へ（神山　潤）

　ここまで述べてきたように、眠り、食事、活動の3つは、互いに密接な関係にあり、どれひとつをおろそかにしても、ヒトは生きていくことができません。しかし、食事や活動（遊び）についてはしばしば議論されていますが、「眠り」については、これまであまり問題視されてきませんでした。「子どもは夜になったら眠るもの」と広く信じられて、眠りはほうっておかれたように思います。しかし、ほうっておけばヒトの生活のリズムが乱れてしまうことはご理解いただけたと思います。

　ヒトは明暗の変化のある、24時間周期の地球で生きている動物であり、このリズムを無視しては生きていけないのです。自らが、この自然の営みの中で生かされている生物であることを、人々が忘れてしまっているように私は感じます。

　眠りや朝食を含む生活習慣の確立は、子どもたちの心身の成長・発達に大変重要であると認識し、私は「子どもの早起きをすすめる会」(http://www.hayaoki.jp/)を結成しました。この会では、眠りや生活リズムに関する基礎的な知識を一人でも多くの方々に知っていただこうと、様々な活動を行っています。ではなぜ「子どもの早寝をすすめる会」ではないのか、とよく言われます。しかし昨日深夜まで起きていた子どもを今日から9時に寝かせることはほとんど不可能です。朝日が生体時計のリセットに重要なことを考えても、まずは気合いを入れて起こす、そこから始めることが大切です。そして朝ごはんをきちんと食べて体と脳を目ざめさせることから一日を始めてください。

　この本を読んで、多少とも参考になり、「さっそく実践してみよう」と思ってくださることがあれば、とてもうれしく思います。

付録1 コピーしてご使用下さい。

お子さまの生体リズムチェック

1. 生年月日と性別を教えてください。(　　　年　　　月　　　日)(男・女)
2. 体重は？　　　kg
3. 身長は？　　　cm
4. 頭囲は？　　　cm
5. 体格は？
   ①明らかに太りすぎ／やせすぎ　②どちらかというと太りすぎ／やせすぎ
   ③体格は普通
6. 朝は何時に起きますか？
   ①8時以降　　②7〜8時　　③7時前
7. 朝は自分で起きますか？（目ざまし時計で起きても「自分で起きた」ことになります）
   ①いつも起こされる　　②ときどき自分で起きる　　③たいてい自分で起きる
8. 朝ごはんは食べますか？
   ①いつも食べない　　②ときどき食べる　　③たいてい食べる
9. 午前中の体のぐあいは？
   ①だるく、疲れる　　②ときどき元気が出ない　　③たいてい元気いっぱい
10. 昼間に眠くなりますか？
    ①毎日眠くなる　　②ときどき眠くなる　　③ならない
11. 毎日どれくらい運動しますか？
    ①30分未満　　②30分から1時間　　③1時間以上
12. 毎日どのくらいの時間テレビゲームなどをしますか？
    ①1時間以上　　②30分から1時間　　③30分未満
13. ちょっとしたことでイライラしますか？
    ①よくある　　②ときどきある　　③ほとんどない
14. 気分が落ち込むことがありますか？
    ①よくある　　②ときどきある　　③ほとんどない
15. 夕食は？
    ①いつも1人で食べる　　②ときどき1人で食べる　　③いつも家族と食べる
16. 寝る前に夜食を食べますか？
    ①たいてい食べる　　②ときどき食べる　　③食べない
17. 寝る時刻は？（2時間以上ずれるときに「ばらばら」と考えてください）
    ①毎日ばらばら　　②たまにずれる　　③だいたい決まっている
18. 寝る時刻は毎日だいたい
    ①夜10時以降　　②9〜10時　　③9時前
19. 寝つきは？
    ①寝つきは悪い　　②ときどき寝つけない　　③寝つきはよい

どんな結果が出たかな？

①は1点、②は2点、③は3点として合計してください。

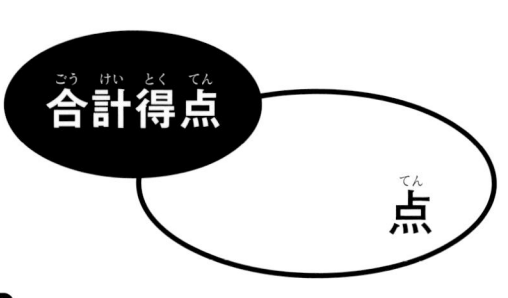

合計得点 　　　　点

⬇

判定

40点以上
生活リズムはとってもすてきです。早起きができて、朝の光を浴びて、朝ごはんをしっかり食べて、昼間は大活躍、そして夜はバタンキュー。周りの人たちにも生活リズムの大切さを宣伝してください。

30～39点
生活リズムはユウユウ合格点です。でも、生活リズムが乱れると体の具合が悪くなったり、気分が落ち込むことがあります。ときどきチェックしてください。夜ふかしになっていませんか？　テレビゲームをやりすぎていませんか？

20～29点
生活リズムはスレスレ合格点です。ときどき、体の調子や気分がすっきりしなくなりますね。生活リズムをすこし見直してみましょう。朝の光を浴びてますか？　朝ごはんは食べてますか？　昼間は元気に遊んでますか？

19点以下
生活リズムが心配です。ふだんから、体の調子や気分がよくないようですね。まずは原因をつきとめて、それからどうしたらよいかを考えましょう。ぜひ一度、小児科医にご相談ください。

監修　子どもの早起きをすすめる会
http://www.hayaoki.jp/

付録2

生活習慣チェックシート

名前（　　　　　　　）

	起きた時刻	朝食で食べたもの				寝た時刻
	目標　時　分	主食	主菜	副菜	汁物	目標　時　分
月　　日　曜日	目標達成　時　分 ☀	主食	主菜	副菜	汁物	目標達成　時　分 🌙
月　　日　曜日	目標達成　時　分 ☀	主食	主菜	副菜	汁物	目標達成　時　分 🌙
月　　日　曜日	目標達成　時　分 ☀	主食	主菜	副菜	汁物	目標達成　時　分 🌙
月　　日　曜日	目標達成　時　分 ☀	主食	主菜	副菜	汁物	目標達成　時　分 🌙
月　　日　曜日	目標達成　時　分 ☀	主食	主菜	副菜	汁物	目標達成　時　分 🌙
月　　日　曜日	目標達成　時　分 ☀	主食	主菜	副菜	汁物	目標達成　時　分 🌙
月　　日　曜日	目標達成　時　分 ☀	主食	主菜	副菜	汁物	目標達成　時　分 🌙
月　　日　曜日	目標達成　時　分 ☀	主食	主菜	副菜	汁物	目標達成　時　分 🌙
月　　日　曜日	目標達成　時　分 ☀	主食	主菜	副菜	汁物	目標達成　時　分 🌙
月　　日　曜日	目標達成　時　分 ☀	主食	主菜	副菜	汁物	目標達成　時　分 🌙
月　　日　曜日	目標達成　時　分 ☀	主食	主菜	副菜	汁物	目標達成　時　分 🌙
月　　日　曜日	目標達成　時　分 ☀	主食	主菜	副菜	汁物	目標達成　時　分 🌙
月　　日　曜日	目標達成　時　分 ☀	主食	主菜	副菜	汁物	目標達成　時　分 🌙
月　　日　曜日	目標達成　時　分 ☀	主食	主菜	副菜	汁物	目標達成　時　分 🌙

生活習慣チェックシートの使い方

・起きる時刻と寝る（ふとんに入る）時刻の目標を決めて、あらかじめ目標欄に記入しておく。
・実際に起きた時刻を記入し、目標が達成できた（あるいは目標より早く起きた）日は、☀ マークをオレンジ色にぬる。
・朝食で食べたものを、主食は黄色、主菜は赤、副菜は緑色、汁物は青にぬる。
　　例）食パンとオレンジジュースだけの朝食をとった日
　　　＝食パンは主食で、オレンジジュースは汁物なので……

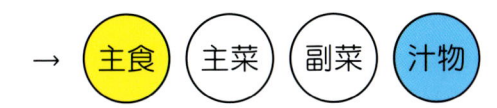

　　　　→ 主食　主菜　副菜　汁物

・実際にふとんに入った時刻を記入し、目標が達成できた（あるいは目標より早く寝た）日は、🌙 マークを水色にぬる。
・しばらく間をおいて、何度かチェックしてみましょう。

✣✣✣✣✣✣✣✣✣✣✣✣✣✣✣✣✣✣✣✣✣✣✣✣✣✣✣✣✣✣✣✣✣✣✣

このチェックシートの特徴

・左ページをコピーすれば、何度でも使えます。
・1枚で2週間分の生活習慣をチェックできます。
・色をぬることで、起床・就床時刻について、目標が達成できているかどうかが、ひと目でわかります。
・色をぬることで、朝食の栄養のバランス、かたよりがひと目でわかります。

✣✣✣✣✣✣✣✣✣✣✣✣✣✣✣✣✣✣✣✣✣✣✣✣✣✣✣✣✣✣✣✣✣✣✣

付録1、2〔注意〕

＊お子さんの生活環境などに応じて、内容を変更して使用してください。

＊個人情報の管理には十分ご注意ください。

さくいん

〈あ〉

朝寝坊 ………… 10, 13, 15, 16, 21, 24, 25, 50
朝の光（朝日）……………… 13, 14, 25, 28, 55, 57
1日2食 ……………………………………… 36
運動量の低下（不足）………………… 22, 23, 30
栄養過剰 …………………………………… 36
栄養のバランス ……………… 38, 41, 47, 51
栄養不足 …………………………………… 36
エネルギー必要量 ………………………… 37
オレキシン ………………………………… 23

〈か〉

外的脱同調 ………………………………… 14
かむ ………………………… 32, 38, 42, 43
がん ………………………………… 18, 20
機能性食品 …………………………… 39, 51
機能的磁気共鳴画像法（MRI）…………… 43
キレ（る）………………… 25, 26, 30, 46, 62
グレリン …………………………………… 23
血圧 ………………………………………… 19
高血圧 ……………………………………… 18
抗酸化作用 …………………………… 15, 20
個人差 ……………………………………… 29

〈さ〉

サーカディアンリズム（概日リズム）…… 12, 14, 15
サーモグラフィー ………………………… 35
視交叉上核 ………………………………… 12
時差ぼけ …………………… 13, 14, 17, 22
脂質異常症（高脂血症）…………………… 18
汁物 …………………………… 41, 54, 59
主菜 …………………… 39, 40, 41, 47, 54, 59
主食 …………………… 39, 40, 41, 47, 54, 59
消化 …………………………… 32, 42, 43
松果体 ………………………… 12, 15, 26
消費エネルギー量 ………………………… 37
食生活指針 ………………………………… 47
食品のエネルギー量 ……………………… 37
睡眠不足 …… 6, 8, 10, 16, 17, 18, 22, 23, 24
生活習慣病 ……………… 16, 18, 23, 26, 30, 32, 36
生活のリズム ………………………… 55, 57
成績 …………………………………… 24, 33
生体時計 ………………… 12, 13, 26, 28, 53
生体リズム …… 10, 12, 14, 16, 20, 25, 26, 28, 29, 50, 51, 52, 54
成長ホルモン ………………………… 14, 15
性的成熟 ………………………… 15, 20, 21
セロトニン ……………………… 25, 28, 30

〈た〉

体温上昇 …………………………… 32, 43
体温変化 …………………………………… 34
だ液の役割 ………………………………… 42
単品栄養主義 ……………………………… 41
朝食欠食（抜き）…… 7, 16, 21, 34, 46, 51, 62
低体温 ……………………………… 16, 17, 34
東京都養護教諭研究会 …………………… 10
動脈硬化 …………………………………… 36
糖尿病 ……………………………… 18, 36
時計遺伝子 ………………………… 46, 62

〈な〉

内的脱同調（脱同調）…………… 14, 16, 25
日周リズム ………………………… 47, 62
熱中症 ……………………………………… 41
脳のはたらき ……………………… 32, 33, 43
ノンレム睡眠 ……………………… 12, 14

〈は〉

排便 ………………………………… 7, 32
一人で食事（孤食，個食）………… 38, 44, 45, 51
肥満 ………………… 18, 22, 23, 26, 30, 43, 47
副菜 …………………… 39, 40, 41, 47, 54, 59
ブドウ糖 …………………………… 32, 33, 48

〈ま〉

むし歯 ……………………………………… 42
メディア接触 ……………………………… 30
メラトニン ………………… 12, 14, 15, 20, 21, 26, 28
免疫能低下 ………………………………… 18

〈や〉

夜ふかし …… 7, 12, 13, 14, 15, 16, 20, 24, 25, 26, 27, 50, 57

〈ら〉

レプチン …………………………………… 23
レム睡眠 …………………………… 12, 14
老化 ………………………… 18, 19, 20, 26, 29

参考資料・出典

- 神山潤『「夜ふかし」の脳科学』中央公論新社（2005）
- 神山潤『眠りを奪われた子どもたち』岩波書店（2004）
- 福田一彦「教育と睡眠問題」、高橋清久編『睡眠学』じほう（2003）
- 藤内修二「小児の血圧に影響する生活習慣」、『小児科診療』診断と治療社（1995）
- 三島和夫「高齢者の睡眠改善」、『光と健康』松下電工株式会社（1999）
- 関根道和「夜間の眠りと生活習慣病」、
『チャイルドヘルス』診断と治療社（2002）、他
- 広島県教育委員会HP（http://www.pref.hiroshima.lg.jp/kyouiku/hotline/）
- 子どもの早起きをすすめる会HP（http://www.hayaoki.jp/）
- 香川靖雄ほか著、日本栄養・食糧学会編『時間栄養学』女子栄養大学出版部（2009）
- 香川靖雄『科学が証明する新・朝食のすすめ』女子栄養大学出版部（2007）
- 香川靖雄『香川靖雄教授のやさしい栄養学』女子栄養大学出版部（2006）
- 足立己幸／NHK「子どもたちの食卓」プロジェクト
『知っていますか子どもたちの食卓』日本放送出版協会（2000）
- 小川万紀子『しっかり食べよう朝食』少年写真新聞社（2004）
- 柳沢幸江『育てようかむ力』少年写真新聞社（2004）
- 農林中央金庫（http://www.nochubank.or.jp/）
- 鈴木正成『実践的スポーツ栄養学改訂新版』文光堂（2006）
- 朝ごはん実行委員会HP（http://www.asagumi.jp/）
- ㈳米穀安定供給確保支援機構・朝ごはんネットHP（http://www.asagohan-net.jp/）
- 厚生労働省「日本人の食事摂取基準（2010年版）」、
「児童環境調査（平成13年度以前）」、
「全国家庭児童調査（平成16年度）」、
「国民健康・栄養調査（平成17、19年）」
- 厚生省保健医療局「国民栄養の現状（平成9年）」
- 文部科学省委嘱調査報告書「義務教育に関する意識調査（平成17年度）」
ベネッセコーポレーション
- 子どものからだと心・連絡会議
「子どものからだと心白書2006」ブックハウスHD（2006）
- ㈶日本学校保健会「平成16年度　児童生徒の健康状態サーベイランス」（2006）
「平成18年度　児童生徒の健康状態サーベイランス」（2008）
- 国立教育政策研究所「平成15年度　小・中学校教育課程実施状況調査」
- 独立行政法人日本スポーツ振興センター
「平成17年度　児童生徒の食生活等実態調査報告書」（2007）
「平成19年度　児童生徒の食事状況等調査結果」（2009）

- サーモグラフィー協力：NEC三栄株式会社

あ と が き

　文部科学省から「早ね、早おき、朝ごはん」の運動が推進されています。なぜこれが心と体に良いのでしょうか。それは心身の発達や活動のためには、脳と臓器の中にある時計遺伝子が正しい日周リズムで働くことが必要だからです。このリズムが狂う不規則な生活のために幼児の社会不適応、児童の意欲低下、生徒の非行が増加し、不登校児は14万人に増えました。またイジメなど様々な問題を起こすようになりました。「キレる」というのは、脳幹部から湧き起こる欲望や衝動に対して理性の中枢の前頭葉の抑制の仕組みが切れて、暴発的な行動に出ることです。朝食欠食で「キレる」理由は血糖が低下するので、肝臓内に貯えてあったグリコーゲンを血糖に換えるため、闘争のホルモンであるアドレナリンが副腎から分泌されるのが主な原因です。

　どうして朝食がとれないのでしょうか。それは最近の日本人が夜ふかしになったからです。財団法人日本青少年研究所によると日本の高校生は1時頃に寝る者が最も多いのに対して、米国や中国の高校生は11時頃に寝る者が最も多いのです。それではそれだけ勉強しているのでしょうか。いいえ。日本の高校生の約半数は男女とも帰宅後に勉強はしないのですが、米国や中国では数時間勉強する者が多いのです。日本人の小学生の30％、中高生の60％は昼間から眠く、授業中によく居眠りをする高校生は日本人では26％もいるのに中国では7％に過ぎません。ですから折角の授業も頭に入らないのです。

　このように乱れた時計遺伝子の針を正しく設定しなおすには、朝に強い光を浴びて朝食をとればいいのです。いくら忙しくても1日は24時間しかないのですから早起きして朝から勉強すればいいのです。また朝食は心のふれあいの場ですからできるだけ家族揃った団らんの機会を作りましょう。生活リズムに気をつける習慣をつけることで、幼児の人格障害を防ぎ、児童、生徒には学力と活力を付け、生涯にわたって健康に過ごさせたいものです。

　　　　　　　　　　　　　　　　　　　　　　　　　　　香川　靖雄

著者紹介

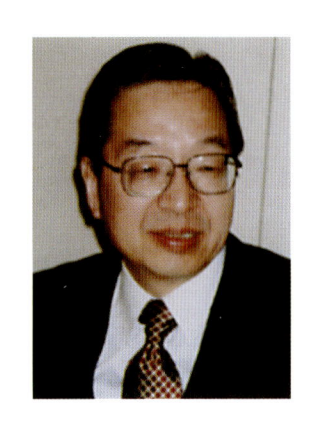

香川 靖雄
（かがわ・やすお）

1932年、東京都生まれ
東京大学医学部医学科卒業
聖路加国際病院、東大医学部助手、信州大学医学部教授、米国コーネル大学客員教授、自治医科大学教授、女子栄養大学大学院教授を経て、現在、自治医科大学名誉教授、女子栄養大学副学長。
専門は生化学・分子生物学・人体栄養学。

おもな著書
『時間栄養学』女子栄養大学出版部、2009
『香川靖雄教授のやさしい栄養学』女子栄養大学出版部、2006
『老化と生活習慣病』岩波書店、2003
『生活習慣病を防ぐ』岩波書店、2000
『新 科学が証明する朝食のすすめ』女子栄養大学出版部、2007
『人体の構造と機能及び疾病の成り立ち』（共編）南江堂、2005
『図説 医化学（第4版）』南山堂、2001
ほか多数。

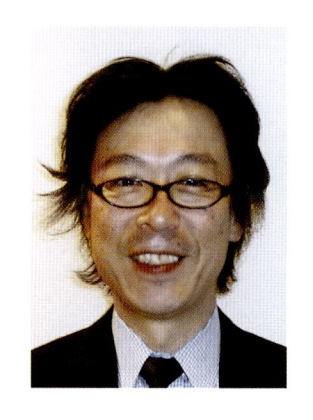

神山 潤
（こうやま・じゅん）

1956年、東京都生まれ
東京医科歯科大学医学部医学科卒業
東京医科歯科大学大学院助教授、東京北社会保険病院院長を経て、東京ベイ・浦安市川医療センター管理者。日本小児科学会代議員、日本小児神経学会評議員、日本臨床神経生理学会評議員、日本睡眠学会理事、子どもの早起きをすすめる会発起人。

おもな著書
『「早起き力」で子どもが伸びる！』（監修）廣済堂出版、2007
『「夜ふかし」の脳科学』中央公論新社、2005
『眠りを奪われた子どもたち』岩波書店、2004
『早起き脳が子どもを伸ばす』（共編著）風讚社、2004
『睡眠の生理と臨床』診断と治療社、2003
『子どもの睡眠』芽ばえ社、2003
ほか多数。

早起き　早寝　朝ごはん
(はやおき　はやね　あさ)

2013年4月1日　　第5刷 発行

著　　　者　　香川 靖雄・神山 潤

発 行 人　　松本 恒

発 行 所　　株式会社　少年写真新聞社
　　　　　　〒102-8232　東京都千代田区九段南4-7-16　市ヶ谷KTビルⅠ
　　　　　　TEL 03-3264-2624　FAX 03-5276-7785
　　　　　　URL http://www.schoolpress.co.jp/

印 刷 所　　図書印刷株式会社

©Yasuo Kagawa, Jun Kohyama 2007, 2013 Printed in Japan
ISBN978-4-87981-243-8 C0037

スタッフ　編集：少年写真新聞社書籍編集課　DTP：金子 恵美　イラスト：五十嵐 綾　／編集長：野本 雅央

定価はカバーに表示してあります。本書を無断で複写・複製・転載・デジタルデータ化することを禁じます。
落丁・乱丁本は、お取り替えいたします。